本书获"河北省创新能力提升计划科学普及"专项资助

河北省科普专项项目编号 22555702K

儿童青少年饮食行为的
运动健康促进

李娟　陈巍　著

天津出版传媒集团

天津科学技术出版社

图书在版编目（CIP）数据

儿童青少年饮食行为的运动健康促进 / 李娟, 陈巍
著. -- 天津：天津科学技术出版社, 2024.6
ISBN 978-7-5742-2184-0

Ⅰ.①儿… Ⅱ.①李… ②陈… Ⅲ.①儿童 – 饮食卫
生②青少年 – 饮食卫生 Ⅳ.①R153.2

中国国家版本馆CIP数据核字(2024)第110097号

儿童青少年饮食行为的运动健康促进
ERTONG QINGSHAONIAN YINSHI XINGWEI DE YUNDONG JIANKANG CUJIN

责任编辑：吴文博
责任印制：兰　毅

出　　版：天津出版传媒集团
　　　　　天津科学技术出版社
地　　址：天津市和平区西康路35号
邮　　编：300051
电　　话：（022）23332377
网　　址：www.tjkjcbs.com.cn
发　　行：新华书店经销
印　　刷：河北万卷印刷有限公司

开本 710×1000　1/16　印张 14.25　字数 218 000
2024年6月第1版第1次印刷
定价：88.00元

前　言

　　在这个日益关注健康与全面发展的时代，儿童青少年的健康行为受到了广泛的关注。《儿童青少年饮食行为的运动健康促进》一书正是在这样的背景下应运而生的。本书不仅是一部深入浅出的科普图书，更是一项全面系统的研究成果，旨在揭示儿童青少年中普遍存在的不良饮食行为及其背后的深层原因。在现代社会，不良饮食习惯已成为影响儿童青少年健康的重要因素。这些习惯不仅对身体健康造成直接的负面影响，还可能与心理健康问题、学习能力下降等多种问题相关。本书在分析儿童青少年存在的不良饮食行为现象的基础上，从多个角度探讨其产生的原因，并认为这些不良行为并非孤立存在的，而是与大脑奖励系统的功能改变紧密相关。

　　大脑奖励系统是决定人类行为的关键神经网络，它在决定人类的食物选择、运动习惯乃至情绪状态方面发挥着至关重要的作用。本书简要介绍了大脑奖励系统的解剖结构和生理特点，解释了为何这一系统会对儿童青少年的饮食行为产生重大影响。更为重要的是，本书强调了科学合理的运动对于调节大脑奖励系统，进而改善儿童青少年多种不良健康行为的重要性。本书详细探讨了运动如何通过改变大脑奖励系统的化学物质平衡，从而影响儿童青少年的饮食选择和其他健康行为。书中提供了丰富的科学研究和实证案例，以支持运动是改善不良饮食行为的有效手段的结论。

　　本书的最后部分还专门介绍了本研究团队的两项关于运动调节饮食行为异常的重要科学研究。这些研究不仅为理论提供了实验支持，也为实践提供了科学指导。通过这些研究，读者可以更加直观地理解运动对儿童青少年健康饮食行为的积极影响，并在日常生活中应用这些知识，促进儿童青少年的整体健康发展。总之，本书是对儿童青少年饮食行为及其健康促进领域的一次深刻探索，不仅为家长、教师和健康专业人员提供了宝贵的知识和策略，也为广大对儿童青少年健康成长感兴趣的读者提供了一份实用的指南。笔者坚信，科学的方法和合理的运动，可以有效改善儿童青少年的饮食行为，促进其健康成长，为他们的美好未来打下坚实的基础。

本书在撰写过程中得到河北师范大学体育学院一些研究生的支持与协助，他们在科研实验和资料整理方面的贡献是不可或缺的。特此向魏龙威、王寅昊、李玉、王晓东、杨子铮、檀明利、程柏硕、高博表示感谢。还要特别感谢河北师范大学体育学院刘阳博士所提的宝贵建议，他的智慧和学术水平提高了本书的深度和广度。

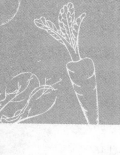

目　录

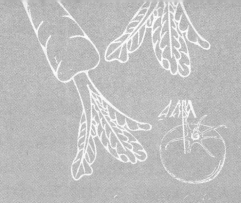

第一章

大脑奖励系统对儿童青少年饮食行为的影响

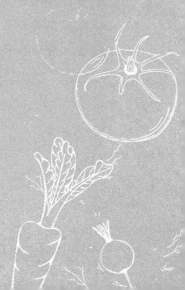

在自然界的循环中，人类和动物都必须从外部环境中获取必需的营养物质和氧气。这些营养物质，一旦通过食物摄入并经过消化与吸收的过程，便被高效转运至细胞内部。在这里，它们扮演两个关键角色：一方面参与合成构成身体的基本材料，另一方面调节体内诸多生物化学反应的生物活性物质。在生命的精妙机制中，糖、脂肪和蛋白质能够在氧气的参与下发生氧化反应，释放出能量，以此满足生命体进行各种生命活动的需求。因此，为了应对这些基本的营养需求，人类和动物在进化过程中发展出了精细的解剖生理机制，用以调节食欲和摄食行为。

人类复杂的食欲系统包括两种主要的食欲类型：稳态性食欲（homeostatic appetite）和享乐性食欲（hedonic appetite）。稳态性食欲与人的代谢状态紧密相关，而享乐性食欲则与人对食物美味的主观感受有关，这一感受受到大脑奖励机制的影响和调控。在食物供应不稳定的环境中，这种机制对于物种的生存至关重要。然而，在当今社会生产力高度发展的背景下，深加工食品的美味和普遍可获得性，对人类食欲的调控带来了新的挑战。当大脑的奖励系统被这些诱人的美食信息激活时，享乐性食欲往往会超越由能量稳态信号介导的食欲，导致过度进食，从而增加了超重和肥胖的风险。特别是对于儿童青少年来说，他们的奖励系统具有明显的阶段性发展特征，这也是他们容易受到饮食行为问题影响的一个重要原因。这一发现对于人们理解和应对现代社会中儿童青少年饮食行为问题具有重要的意义。

第一节 大脑奖励系统是什么样的?

在探索人类行为和心理的奥秘时,人们不得不提到一个关键概念——奖励(reward)。奖励是一种通过多种神经心理学成分,赋予某事物、行为或身体状态的积极价值。它不仅具有显著的行为效果,能够有效促进和强化行为,而且能诱发愉悦感,为人们的日常生活增添色彩。这里所说的奖励,其实是指一个刺激或事件如何激发并强化人们的接近行为。换句话说,如果某个刺激或事件能够增强人们的行为动机,那么它就具备了奖励效应。生活中的奖励源五花八门,从食物、水到新颖的刺激,甚至是各种成瘾性药物,都能成为激发奖励反应的源泉。人们的大脑是一个精密的生物机器,它能够敏锐地检测到与奖励相关的信息或强化刺激,并激活一系列解剖结构,即大脑奖励系统(brain reward system)。以美食为例,人们在品尝一种美味,如榴莲比萨、冰激凌或薯片时,会感到非常可口,在他们的大脑中留下了积极的价值印记,这个时候他们感到快乐,于是当他们再次遇到这些美食或相关信息时,大脑的奖励系统便会被激活,进而产生追求这些美食的强烈动机,这便产生了享乐性食欲。

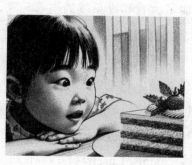

美味可口的食物可带给人欣快感

实际上,大脑的奖励系统参与指导人们几乎所有的动机行为过程。它使人们能够识别出具有重要价值的行为和事件,通过诱发行为动机来提供主观愉悦感，并引导人们进行特定的行为。更为重要的是，通过行为的重复，它还促进了习惯的形成。然而，大脑奖励系统的存在对于人们的健康并非完全是积极的。它可能导致成瘾行为，但同样是人们体验快乐和幸福的关键所在。这种"双刃剑"的性质，让大脑奖励系统成为心理学和神经科学研究中一个永恒且充满魅力的主题。

一、大脑奖励系统的结构与功能

在揭开大脑奖励系统的神秘面纱时，人们会发现一个错综复杂且规模庞大的神经网络。这个网络的主角是皮层和腹侧基底神经节之间的神经环路，一个由高度专业化的脑区构成的精密系统。大脑奖励系统的皮层部分包括眶额叶皮层（orbital frontal cortex）、腹内侧前额叶皮层（ventromedial prefrontal cortex）和前扣带皮层（anterior cingulate cortex）。这些区域在处理人们对奖励源的感知和评估中扮演着极为关键的角色。而腹侧基底节的主要成员，则包括腹侧纹状体（ventral striatum）、苍白球内侧部（globus pallidus interior,GPi）和中脑多巴胺（dopamine, DA）神经元。在这个精细的网络中，中脑多巴胺神经元主要集中于大脑内叫作黑质致密部（substantia nigra pars compacta）和腹侧被盖区（ventral tegmental area, VTA）的神经核团。这些区域所发出的多巴胺能神经元向伏隔核（nucleus accumbens, NAc）和纹状体部位投射，构成了大脑奖励系统的核心环路，即腹侧被盖区－伏隔核多巴胺能通路。其中，腹侧被盖区和黑质致密部是多巴胺神经元聚集的脑区，也是产生多巴胺的主要区域。伏隔核是大脑内部的一个神经信息处理中心。它接收来自前额叶的信息，包括眶额叶和前扣带皮层的输入，然后将信息输出至苍白球内侧部以及中脑的黑质致密部和腹侧被盖区。

此外，多个关键脑区在调节皮层－基底核奖励回路方面扮演着重要角色，包括背侧前额叶皮层（dorsal prefrontal cortex）、杏仁核（amygdala）、海马（hippocampus）、丘脑（thalamus）、外侧缰核（lateral habenular nucleus）、脚桥核（pedunculopontine nucleus）、中缝核（raphe nucleus）等。在大脑奖励系统中，神经递质的角色至关重要。这些由大脑内部合成的神经化学物质种类繁多，包括多巴胺、五羟色胺（serotonin）、阿片肽（opioid peptide）、γ-氨基丁酸（γ-aminobutyric acid，GABA）等。它们通过与特异性受体结合，调节下游神经元的活动，对神经信息的传递起到关键作用，进而影响情感、动机和行为。大脑奖励系统的复杂性和其在神经科学研究中的核心地位，深刻影响了研究者对人类行为和心理的理解。因此，深入理解大脑奖励系统调节健康行为的现有知识，对于促进健康生活方式的建立至关重要。在基础科学领域，推动健康行为转化研究的重要性不言而喻。

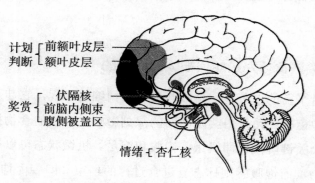

大脑的奖励系统的主要神经核团

在当今神经科学领域，多巴胺被广泛认为是与奖励效应紧密相关的关键神经递质。它在大脑中的作用远不止于此，尤其是在人们的饮食行为中扮演着至关重要的角色。中脑多巴胺系统在进食过程中的最显著功能，是激发个体产生寻找食物的强烈动机，以及在进食后所获得的奖励效应。富含糖类和脂肪类的食物是一种天然的奖励源。这些食物即使在机体能量充足的情况下，仍能激活大脑的奖励系统，从而触发摄食行为。例如，人们在外面餐厅用完餐后回家，当推开房门看到妈妈把刚刚做好的蛋糕端上来，由于记忆中妈妈做的蛋糕非常美味，因此又产生了想吃东西的欲望。这种机制在自然环境中具有重要的价值，因为它促进了高能量食物的寻找和摄入，从而为动物在食物稀缺的环境中储备能量。然而，在现代社会，食物的供应变得稳定，人们几乎可以在任何时间、任何地点获得想要的食物，大脑的这一奖励机制可能导致不良后果。因为长期过量摄入适口性食物会不断刺激大脑的奖励系统，产生持续的愉悦感。这种持续的刺激可能会逐渐改变大脑对食物的反应，并形成长期的不良饮食习惯。这不仅破坏了个体控制主动行为的神经调控机制，而且使进食行为逐渐形成习惯，甚至发展成具有强迫性的进食行为模式，即强迫性进食。此外，大脑奖励系统的这种反应不仅限于食物，也适用于其他类型的奖励，如社交互动、成就感以及各种娱乐活动等。因此，了解可以调节大脑的多巴胺系统的干预措施，对于促进健康的生活方式和预防过度摄食等不良习惯至关重要，如运动。借此人们不仅能够更好地理解人类行为的复杂性，还能在个人和社会层面上促进更为健康和可持续的生活方式。

二、人类进食行为是如何被大脑调控的

人体能量平衡的调节是一个极其复杂而精细的过程，它涉及代谢状态的精确调控和中枢神经系统内奖励回路的深刻影响。人们的食物摄入行为可以被划分为三个关键阶段，即饥饿、饱腹和饱足。饥饿状态可以视为能量摄入的主要驱动力，而饱腹感则标志着进食过程的结束（即餐内抑制），饱足感是在餐后抑制进食的关键（即餐间抑制）。这些阶段是由食物摄入过程中的稳态和享乐成分共同控制的动态过程。同时，食物摄入不仅受到不同器官和系统的调节，而且这些器官和系统将代谢状态的反馈传达至中枢神经系统，由它来主导整个调节过程。进食的开始、持续时间以及间隔时间取决于多种神经激素过程。这些过程一部分源自人体的内部环境，另一部分则来自外部环境，由人体的感官（如视觉、嗅觉、味觉）进行解码和响应。这一复杂的调节过程依赖于两个相互交织但又相对独立的因素：食物摄入的稳态（代谢）和享乐（奖励）成分。食物摄入的稳态调节主要由下丘脑负责，它感知代谢和内脏的反馈信息。下丘脑接收来自肠道释放的激素和肽类的代谢信息，对食物及其宏量营养素组成、脂肪组织信号和迷走神经的内脏感受信息做出响应。这些来自肠道、脂肪组织和迷走神经的稳态反馈主要通过弓状核和室旁核中的瘦素－黑皮质素通路进行处理，并转化为开始或终止进食的信号。下丘脑的这种代谢感知是完全无意识的，通过调节食物的餐内和餐间奖励特性来协调饥饿、饱腹和饱足感，形成食欲。与此同时，享乐性进食是个体进食

过程的一个重要组成部分，其主要目的在于引起愉悦感或逃避快感缺乏的状态，而这往往忽视了个体的代谢状态或所摄食物的营养价值。食物摄入的享乐成分主要取决于来自食物特征的有意识感官信息，这些信息提供了关于个体主观偏好的线索，并受到食欲肠道激素的无意识调节。这种代谢反馈机制进一步强化了食物的激励显著性，从而在享乐性进食中发挥着关键作用。表1-1列出了稳态进食和享乐性进食相关概念的定义。

表1-1　稳态进食和享乐性进食相关概念的定义

概　念	定　义
食欲（appetite）	对满足能量需求的渴望，分为饥饿、饱腹和饱足
饥饿（hunger）	驱动能量摄入
饱腹（satiation）	使一次进食结束的过程（餐内抑制）
饱足（satiety）	在餐后时段抑制进食或饥饿的过程（餐间抑制）
饱腹感（fullness）	一种胃部膨胀的内脏感觉
奖励（reward）	个体愿意为之工作的一种刺激
享乐主义（hedonism）	一种令人愉悦的积极体验
享乐性进食（hedonic eating）	仅为引发愉悦感觉和/或逃避无趣的状态而进食，无视代谢状况或所摄取食物的营养价值
欲望（appetition）	摄食过程中，食物营养特性促进摄入超越了抑制过程
偏好（preference）	基于主观喜好在不同选项之间进行选择
激励显著性（incentive salience）	根据被赋予的显著特征，产生"想要"奖励刺激的认知过程
奖励预测误差（reward prediction error）	刺激产生的奖励与预测奖励之间的差异

因此，人类的进食行为由大脑通过复杂的神经网络和多种机制调控，涉及多个脑区和神经递质系统。首先，下丘脑在调控饥饿和饱腹感中起着核心作用。它接收和整合来自身体的多种信号，包括血液中的营养物质水平，如葡萄糖和脂肪酸；肠道激素，如胰岛素、胰高血糖素样肽-1（GLP-1）和缩胆囊素（CCK）；脂肪组织释放的信号，如瘦素。这些信号帮助下丘脑评估能量存储状态和能量需求，从而调节饮食行为。如上所述，大脑的奖励系统，特别是涉及多巴胺递质的途径，如中脑-边缘前额叶途径，在进食行为的调节中也发挥了重要作用。食物的摄入能激活奖励途径，产生愉悦感，促

进人们对食物的渴望和寻求。这个系统有时会导致过度进食，特别是在面对高脂肪、高糖的"高奖励"食物时。其次，前额叶皮层涉及高级认知功能，如决策、自我控制和抑制。它可以帮助个体在面对可供选择的食物时做出更健康的选择，或者抑制对不健康食物的冲动。而且，情绪和压力对进食行为也有重要影响，大脑的情绪中心，如杏仁核，以及调节压力反应的神经途径（包括皮质醇的释放），也会影响进食行为。情绪波动和压力可以增加对特定食物（通常是高能量、舒缓食物）的渴望，导致情绪饮食。另外，来自胃肠道的感觉和饱腹信号通过迷走神经传递到大脑，特别是到脑干和下丘脑，这些信号帮助调节饮食量和饱腹感。

综上所述，大脑通过这些复杂的网络和信号来综合评估内外环境的信息，调节进食行为，确保能量平衡和营养需求得到满足。这个过程在不同个体中可能因遗传、环境和生活方式的差异而有所不同。人体能量平衡的调节是一个涉及众多生理过程和神经机制的复杂系统，它不仅反映了人们身体的代谢需求，还与人们的心理状态和环境等因素紧密相关。对这一系统的深入理解，不仅对维持健康的饮食行为至关重要，而且对于预防和治疗诸如肥胖等与饮食相关的健康问题具有重要意义。

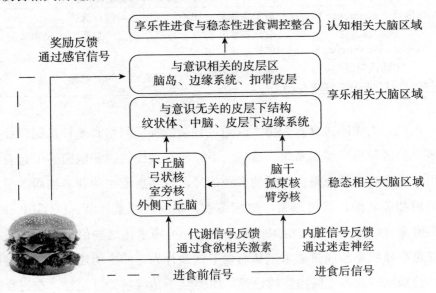

摄食行为的调节与整合

三、饮食行为的精准调控

食物摄入过程的启动阶段，人们的感官——视觉、嗅觉、味觉、听觉和触觉——成为获取与食物相关的信息的主要渠道。这些感官经验不仅令人愉悦，而且对于激发人们对食物的兴趣和期待起着关键作用。水果的色彩缤纷、烤面包的诱人香气或炒菜的声音，这些感觉信息通过直接和有意识的路径传递给中枢神经系统，从而激发食欲。进食过程中，口腔的感觉体验转变为另一种关键刺激。食物的味道、香气和温度等感官信息，共同构成复杂的感官体验，这些信息随后被传递至大脑，尽管此时食物的能量和营养成分还未被身体完全感知。当食物进入消化系统，一系列不同的生理反应开始发生。肠道激素，如肽YY、GLP-1、CCK及胰岛素等根据食物的营养成分被激发释放，这些外周代谢信号作为能量摄入的标志被发送至中枢神经系统。同时，迷走神经传达肠道的机械膨胀感，向脑干传递信息，使大脑产生饱腹感。这些无意识的代谢和内脏反馈与有意识的奖励反馈相结合，在大脑的厌恶、认知、奖励、动机、记忆和决策相关区域内整合，从而在更高级的认知中枢中细致调节人们的饮食行为。这一食物摄入过程的调节机制展现了人类大脑处理食物相关信息的高度复杂性和精细性。它不仅涉及感官体验，还包括身体内部的代谢反应和心理反应，揭示了人类大脑对食物摄入的多层次、多维度控制。对这一过程的深入了解，在认识人类的饮食行为、促进健康饮食习惯和预防饮食失调等方面，具有重要的科学和实践意义。

第二节　儿童青少年奖励系统的特征

近年来，随着儿童青少年肥胖现象的日益普遍，科学家们开始关注这一群体的饮食行为和大脑奖励系统之间的潜在联系。这一研究领域的发现揭示了一些引人注目的结果。特别是在青春期，奖励系统中多巴胺信号显示出明显的阶段性特征，这一现象对理解青少年饮食行为有着重要意义。研究表明，在青春期，奖励系统中的腹侧纹状体多巴胺水平、神经元轴突的长度和数量以及受体水平达到顶峰。这意味着青少年在面对奖励刺激时，其腹侧纹状体的激活程度更高，显示出更强烈的习惯性奖励寻求行为。与成年人相比，青少年对甜食的敏感性和反应性更强，这种特性被视为过度进食和肥胖的潜在风险因素。

人长期过度摄入高热量且适口性强的食物，可能导致奖励系统对进食的反应减弱。为了获得相同或更强烈的食物奖励体验，他们需要不断增加食物的摄入量。这种机制在青少年中尤为明显，因为他们的奖励系统正在发展和成熟过程中，对外界刺激的敏感性和反应性更高。因此，青少年时期的饮食习惯和大脑奖励系统的功能改变之间存在密切的联系。这一发现对于人们理解和应对青少年肥胖问题具有重要意义。它不仅提供了青少年饮食行为的生物学基础，而且强调在预防和干预青少年肥胖问题时，应考虑到他们的神经发育特性。通过更深入地了解这一机制，人们可以更有效地设计和实施针对青少年的健康饮食和生活方式干预措施，以促进他们的身心健康。

一、青少年的奖励寻求行为更为明显

在青少年时期，大脑对奖励的反应比成年人更加敏感和强烈，这一现象在神经科学领域引起了广泛关注。尽管青少年可能并不比成年人更加重视奖励本身，但当他们认为某个奖励的价值很高时，他们通常会表现出更强烈的行为动机。这种特殊的反应模式可能源于大脑奖励系统在青少年时期的特定阶段性特征。例如，当青少年获得奖金或其他形式的物质奖励时，他们的大脑奖励系统表现出更高的激活程度。这种增强的反应不仅体现在他们对即时奖励的追求上，还可能影响他们对长期目标的追求方式。有研究表明，青少年大脑中负责奖励处理的区域，如腹侧纹状体和前额叶区域，对奖励的反应更加活跃，这与他们大脑发育的特定阶段有关。这种特殊的大脑反应模式在青少年的行为和决策中扮演着重要角色。由于他们的大脑奖励系统对奖励反应更为强烈，青少年更容易受到短期奖励的吸引，而忽视长期后果。这解释了为什么青少年在某些情况下表现出更大的冒险行为和冲动性，如不健康的饮食习惯、冒险的驾驶行为和其他高风险活动。如果家长充分认识到这一点，并能够有针对性地采取措施，这对青少年的健康成长是非常有意义的。

同时，这提供了青少年教育和引导的关键视角。了解青少年大脑对奖励的敏感性，可以帮助家长、教育者和卫生专业人员更有效地与青少年沟通，引导他们做出更明智的决策。例如，提供适当的奖励机制鼓励健康的生活方式和负责任的行为，可以更好地利用青少年大脑的这一特性，以促进他们的积极发展。总之，青少年时期大脑对奖励的敏感性不仅是他们行为模式的一个重要因素，也是人们理解和支持他们健康成长的重要窗口。通过深入了解这一时期大脑的特点和功能，人们可以更好地理解青少年的行为动机，并为他们提供更有效的支持和引导。

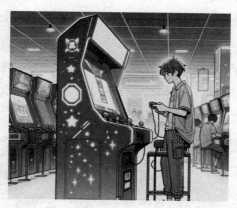

青春期阶段的奖励寻求行为更为明显

人类青春期被视为认知功能快速成长、风险承担能力增强以及行为调控出现波动的关键阶段。这一时期的特征可归因于大脑发展的结构变化，同时，这些结构的改变也可能会与神经化学变动相互作用，进一步影响行为模式。因此，青春期是一个充满变化和挑战的时期，这一阶段青少年的"危险"行为增加，如冲动行为或成瘾行为的发生，主要与他们的奖励神经回路的特殊脆弱性有关。与成年人相比，青少年大脑在处理奖励信息时展现出以下独有的特点：

● 青少年考虑假设情景中奖励行为的时候，不太容易预见到其可能带来的负面影响。

● 他们更倾向于关注短期内的结果，而不是长远的后果。

为了更深入地探索这一现象，研究人员运用功能性磁共振成像（MRI）技术对 19 名成年人（25 至 30 岁）和 22 名青少年（13 至 17 岁）的大脑进行扫描。在参与赌博游戏的过程中，研究发现青少年的腹侧纹状体激活程度更高，这一现象即使在两组实验对象面临相同赌注的情况下也依然存在。这表明青少年在追求奖励时更倾向于冒险，以获得更大的回报。这些研究结果表明，青少年大脑对奖励的反应与他们所做出的选择，包括冒险和寻求快乐的行为，直接相关。因此，一些研究人员认为，青少年的这些危险行为可能是由于他们正在发育的大脑中的边缘多巴胺系统过度活跃所驱动的。这解释了为什么青少年更可能尝试诸如酗酒、赌博等高风险行为。

因此，理解青少年大脑奖励系统的这些特点对于预防和引导青少年远离不良行为至关重要。这不仅需要家长和教育工作者的关注，也需要整个社会提供更多的支持和干预措施。通过提供正确的指导和健康的生活环境，人们可以帮助青少年更好地管理他们的行为冲动，引导他们做出更加理智和负责任的决策，从而促进他们的健康成长。

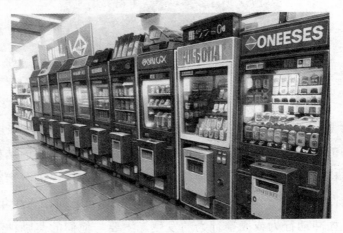

新鲜事物对儿童青少年极具吸引力

二、青少年大脑奖励系统加工的神经基础

为了更好地适应环境并确保生存，人类必须具备预见未来事件并做出最

佳决策的能力。在个体的生命周期中，青春期无疑是一个关键的阶段。"初生牛犊不怕虎"生动地描述了青春期个体的特点。青少年不仅在身心发展方面表现出错综复杂的特征，而且他们的大脑正处于关键的神经结构组织发展阶段。这种大脑神经结构的不成熟可能导致青少年表现出一些失调的行为模式，如高风险行为、冲动行为和对新奇事物的强烈渴望。正因如此，青少年在心理和行为层面容易出现失调现象。如前所述，这些失调的决策行为常常导致诸如药物成瘾、赌博成瘾以及其他心理生理疾病的发生，成为青少年疾病发病率和死亡率升高的主要原因。因此，近年来越来越多的研究者开始关注青少年大脑神经结构的成熟过程与他们的风险寻求行为之间的相关性，特别是对青少年奖励处理过程的脑神经学研究，成为解释青少年风险寻求行为原因的一个重要方面。

奖励处理过程的研究揭示了奖励预期阶段与体验阶段在神经基础上的分离活动。腹侧纹状体、杏仁核、眶额叶等脑区，以及它们之间形成的神经回路在此过程中发挥着至关重要的作用。对青少年奖励处理过程的脑成像研究指出，青春期的一系列风险行为与大脑区域的发育成熟密切相关。具体来说，负责奖励刺激处理的中脑边缘系统的发育与认知控制的前额叶回路脑区的发展之间存在不平衡的关系。这种不平衡导致了青少年独有的行为特点，包括对奖励的过度反应和冲动控制的不足。这些发现为人们提供了宝贵的视角，以理解和引导青少年在面对各种挑战时的行为选择。通过深入了解青少年大脑的这些特性，人们可以更有效地支持他们的健康成长，帮助他们在关键的青春期做出更明智的决策。

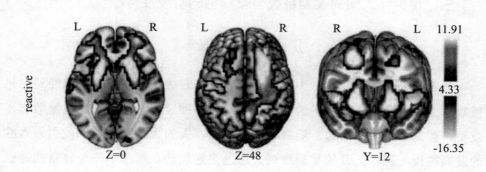

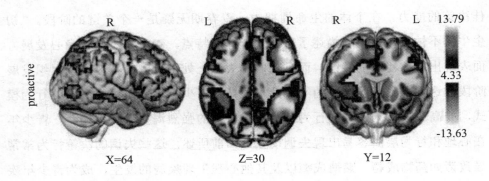

神经影像学研究手段被用于儿童青少年脑功能研究（Pas P.，2021）

　　近年来的脑成像研究揭开了奖励处理过程中的一个谜：在奖励预期阶段与结果阶段，大脑神经活动呈现出神经解剖回路的明显分离。特别是在青少年时期，这一时期的主要特征之一是风险寻求行为的显著增加，这表现在奖励相关区域的大脑活动更为频繁，而在规避风险的相关脑区则呈现出较少的神经活动。下面将详细探讨青少年在奖励处理过程中所涉及的主要脑区，包括奖励刺激处理的脑区以及监察风险的脑区，以及这些区域在奖励处理的预期与结果阶段的认知机制和神经活动的变化。通过这一深入分析，人们不仅能够更好地理解青少年的行为和决策模式，而且能够为青少年的心理发展和行为引导提供科学依据。这些脑成像研究的成果不仅对神经科学领域具有重要的科学意义，而且为家长、教育工作者以及心理健康专业人员提供了关于青少年行为背后的生物学基础的宝贵洞见。了解青少年大脑在面对奖励和风险时的反应方式，是帮助他们健康成长和避免潜在风险的关键。

三、青少年大脑的奖励系统有着独特的阶段性特征

（一）大脑发展之旅：从婴儿到青少年

　　从人生开始的瞬间起，大脑就已经装备了它成长所需的全部神经元，包括数量上的完备和在大脑中的具体分布。这些神经元仿佛无数颗星星散布在夜空，预兆着无限的潜力。随着年龄的增长，人的大脑踏上了一段引人入胜的发展旅程：神经元开始重新排列，通过突触相连，编织出一个复杂的神经

网络。这个网络就像城市里错综复杂的街道和桥梁，将大脑的各个角落紧密相连。进入青春期，大脑开启一次特殊的转变——神经元修剪，这一过程专注于淘汰那些不再需要的神经元，以促进大脑功能的进一步成熟。这个过程体现了自然界的法则："适者生存"，未被使用的神经元和突触会自然退化。这种自然选择通常在孩子达到 12 到 13 岁期间发生，标志着大脑优化和成熟的关键阶段。修剪后的大脑，如同被精心修剪的树木，不再杂乱无章，而是变得更为健壮、精细和充实。这一修剪过程让大脑网络变得更加高效和专业化，奠定了处理复杂认知任务和情感体验的坚实基础。青少年阶段的大脑发展对于思维方式、情感响应和决策能力的成熟至关重要。因此，深入了解大脑的修剪过程对神经科学家极为重要，对家长、教育者和心理健康专业人士而言，也提供了理解青少年行为和心理变化的宝贵视角。

（二）青少年大脑的奖励系统：多巴胺与行为激励

大脑内的多巴胺系统执行着至关重要的功能：它通过奖励机制激发和加强行为。下面以一个贴近生活的例子来说明，当人们享受一块美味的奶油蛋糕并感受到满足时，这种愉悦感背后是大脑中多巴胺神经元向伏隔核释放大量多巴胺的过程，这一过程促使人们有再次吃蛋糕的欲望。简单来说，每一次愉快的体验都是通过多巴胺在伏隔核的释放而促使人们重复相似的行为，以期再次获得愉悦感。大脑中有多条多巴胺传输路径，它们互相连接，负责处理和传递各种信息和刺激。尤其是中脑边缘通路，它被视为主要的奖励环路，连接着中脑的腹侧被盖区和前脑的基底核，与情绪、成瘾行为及对新奇刺激的愉悦感密切相关。研究显示，在青春期，大脑中的多巴胺水平会达到顶峰，这意味着相比成年人，青少年的大脑中多巴胺水平更高。因此，青少年更容易追求新奇和刺激的事物来满足他们对愉悦感的追求。在这个重要阶段，培养健康的行为模式尤其关键。进入青春期，中脑－皮层边缘多巴胺通路经历长期成熟过程。随着这些通路的发展和完善，人类在奖励感知、动机激发和认知处理等方面逐渐形成成熟和稳定的成人行为模式。然而，这些通路的发展期延长也意味着它们更易受到外部环境因素的影响。因此，青春期的青少年需要社会更多的关注和支持，以帮助他们在这个关键的转变期顺利过渡，培养积极的生活态度和稳定的情绪。

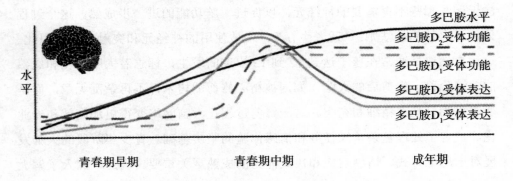

青春期前额叶皮层中多巴胺系统的变化规律

（三）青春期大脑奖励系统的转变与成长挑战

在深入研究青春期大脑发展的过程中，人们注意到大脑奖励系统的重组和整合在此阶段起着至关重要的作用。在童年和少年时期，大部分孩子都在父母的悉心照料和关爱中成长，面对的生存风险相对较少。但随着年龄的增长，大脑开始进行自我调整，通过削减不常用的神经元来增强对个体更为重要的神经元功能，旨在帮助青少年更好地应对成长过程中遇到的挑战。大脑通过分泌多巴胺激发行为动机，鼓励青少年探索新事物、面对挑战，为将来的独立生活和问题解决打下基础。

从生存的长远视角看，这些大脑变化对个体是有益的。然而，并非所有青少年都能平稳适应这一阶段大脑发生的快速变化。随着在生理、社会和家庭方面的变化，他们可能会遇到多种挑战。例如，青少年对巧克力等甜食的偏爱就反映了青春期大脑奖励系统的特定阶段特性，以及这个年龄段孩子的行为倾向，即便他们知道这些食物可能对健康有害，如影响减肥，但仍然难以抑制吃甜食的冲动。这种情况在一定程度上展示了青春期大脑奖励系统的特性及其对孩子行为的影响。因此，如果能深入理解青少年大脑奖励系统的运作及其在这个特定年龄段的孩子们的行为模式，人们就可以更有效地与他们进行沟通和交流，采取合适的措施帮助他们顺利度过这个充满挑战的关键时期。

第三节　大脑奖励系统是如何调控饮食行为的？

饮食行为，这一日常生活中看似简单的活动，实际上是一个复杂的过程，它不仅受到体内能量需求的影响，还受到大脑奖励系统功能状态的显著影响。更进一步地思考，人们的饮食选择和习惯还受到文化、环境、个人经验、记忆以及情绪等多种因素的深刻影响。在解构食欲时，人们通常可以将其分为两大类。首先是稳态相关的食欲，这种食欲的调控中枢位于大脑的下丘脑，主要负责监控和调节体内的能量平衡。其次是为了获取食物的美味而产生的食欲，这种食欲的调控中枢则位于大脑的奖励系统，它驱动人们去寻找并享用美味的食物。饮食行为在很大程度上受到这两种食欲的影响。通过对这些食欲调控机制的研究，人们可以更深入地了解暴饮暴食、肥胖症、厌食症、强迫性进食以及食物成瘾等进食障碍的发生原因。这些研究成果不仅对于理解人类饮食行为的复杂性具有重要意义，还为制定有效的治疗方案或干预措施提供了科学依据。因此，饮食行为的科学探索不仅是对人类行为的深入理解，还是对健康生活方式的重要指导。通过这些研究，人们能够更好地应对现代社会中日益增长的与饮食相关的健康问题，为公众健康做出贡献。

一、食物奖励异常与肥胖发生有关

（一）食物奖励的神经基础

食物奖励的过程不仅是一系列复杂且精细调控的神经活动，还是大脑对食物反应的直观体现。它分为三个关键阶段：首先是进食的动机驱动，即是什么激发了人们对食物的需求；其次是对食物的偏好形成，解释了为何某些食物比其他食物更吸引人；最后是与食物相关的记忆强化，这一阶段帮助人们记住哪些食物带来了满足感，从而在未来重复寻求这种体验。大脑中的特定神经通路对这一过程进行着精确而严格的调控，确保人们对食物的需求和反应既符合生理需求也满足心理愉悦。在这个精妙的过程中，腹侧被盖区至伏隔核的多巴胺通路扮演着至关重要的角色。这条通路不仅激发他们寻找食物的动机，而且在他们成功进食后，通过释放多巴胺，给予他们一种奖励，强化了进食行为的正面反馈。这种机制是人们生存策略的一部分，帮助他们识别并重复对生存有益的行为。然而，这个系统的精确调控也意味着它对各种内外部因素极为敏感。例如，人们对食物的偏好不仅受到个人经历的影响，还可能受到遗传、环境和社会因素的共同作用。此外，食物与情绪之间的复杂关系也在这一过程中扮演着角色，食物不仅能满足人们的生理需求，还能带来情绪上的安慰和奖励，进一步增加了食物奖励过程的复杂性。

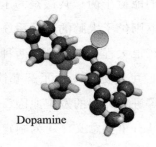

Dopamine

多巴胺是脑内一种可以发挥独立作用的神经递质

（二）肥胖与大脑多巴胺系统

肥胖不仅会降低伏隔核中多巴胺的基础水平，还会减少进食时多巴胺的释放量，这与腹侧被盖区多巴胺合成的不足有关。此外，肥胖还会导致大脑中多巴胺受体的表达下降，如纹状体中的多巴胺 D2 受体（D2R）和伏隔核壳部的多巴胺 D1 受体（D1R）通常会出现下调现象。这一变化被认为是肥胖引起伏隔核多巴胺信号不足的主要原因之一。脑功能成像研究揭示，当肥胖青少年接触到高热量食物的视觉刺激时，他们的纹状体激活程度会显著升高，但在实际进食时显示出功能低下，反映出在食物刺激面前他们有更强烈的期待，而在进食过程中却感受到较少的奖励，导致他们通过过量进食来尝试补偿伏隔核的这种多巴胺信号不足。

（三）进食行为与大脑奖励系统的适应性变化

面对美味时，腹侧被盖区的多巴胺神经元活动增强，伴随着伏隔核多巴胺的增加释放。然而，长期过度摄入高热量的食物会导致大脑的奖励系统对食物的敏感性降低，使得个体为了获得相同的奖励感受，需要摄入更多的食物。这种对适口性食物的过量摄取，是为了补偿伏隔核多巴胺水平的不足，反映出个体在追求食物奖励时表现出的过度行为。伏隔核多巴胺不仅在食物奖励的调节中起至关重要的作用，也影响着对其他奖励源的反应。部分研究表明，无论是在人类还是在动物的进食过程中，背侧纹状体的多巴胺释放量也会增加，此区域的功能与目标导向行为紧密相关。在肥胖或肥胖易感个体中，背侧和腹侧纹状体的多巴胺受体信号均可能存在缺陷，导致其对食物刺激的反应减弱。动物实验进一步证明，抑制背侧纹状体的多巴胺受体信号会导致过量摄入高热量食物，不难推断，背侧纹状体多巴胺系统功能下降将通过影响进食行为直接增加肥胖的风险。

综上所述，对食物奖励过程的深入了解不仅揭示了肥胖及相关进食障碍的生物学机制，还为预防和治疗这些疾病提供了新的思路。通过这些研究，人们能够更好地理解和控制与饮食行为相关的神经生物学过程，为促进公众健康提供新的视角。

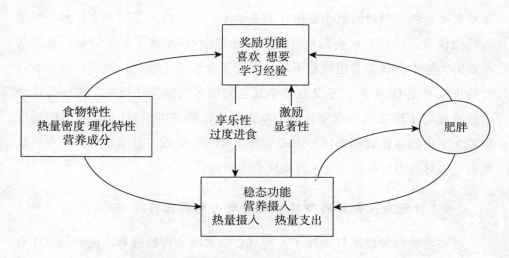

肥胖与食物奖励之间的关系（Shin AC., 2011）

（四）预期落差与多巴胺信号

在探索奖励学习的过程中，科学家们揭示了一个关键概念：预期落差。这个概念指的是个体的期望与实际结果之间的差异，它与大脑中伏隔核的多巴胺信号变化紧密相连。预期落差的大小直接反映了结果与期望之间的偏差程度，进而影响人们的瞬时情绪状态。例如，在食物被限制的情况下，大脑中负责奖励的腹侧被盖区至伏隔核的多巴胺能神经元通路活性会显著增强；相反，过量食物摄入则会减弱这一通路的活性。研究表明，相比于正常体重的个体，超重个体在味觉刺激下的预期落差反应较为迟钝，暗示多巴胺信号与饮食障碍行为之间可能存在一种负相关关系，这种关系有可能促使个体从限制进食转向暴饮暴食的行为模式。

（五）享乐式进食行为的背后机理

所谓的"享乐式进食行为"主要是由适口性食物带来的愉悦感驱动的，即便在没有实际能量需求的情况下也会发生。这种行为在肥胖的形成过程中可能发挥了至关重要的角色。长期的高脂肪饮食与奖励系统中突触效能的变化之间存在着密切的联系。此外，科学家们还发现肠道中存在一种特殊的脂质信使物质——油酰乙醇胺（OEA），它在大脑对食物奖励价值的感知中扮演着重要角色。在对两组小鼠进行的实验中，一组摄入高脂饮食，另一组摄入低脂饮食，结果显示高脂饮食的小鼠肠道中 OEA 水平显著降低，且这些小鼠的大脑中释放的多巴胺量不足，减弱了食物奖励效应。然而，向高脂饮食的小鼠补充 OEA 后，不仅能够恢复它们的多巴胺奖励反应，还使得这些小鼠更倾向于选择低脂食物。这一发现表明，肠道中的 OEA 信号可能通过影响大脑中的多巴胺奖励回路来限制高脂食物的摄入，显示出大脑的多巴胺奖励系统对食物的能量密度具有高度的敏感性。

（六）新视角：食物奖励过程的理解与肥胖治疗

这些重要的发现不仅加深了人们对食物奖励过程的理解，也为调节饮食行为和治疗肥胖提供了全新的视角。通过深入研究肠道与大脑间的复杂交互作用，科学家们希望找到改善人们饮食习惯和提升健康状况的方法。这些研究揭示了一条可能的路径：通过调节肠道信号物质，如 OEA，来影响大脑的奖励系统，进而改变人们对食物的偏好和摄入行为，开辟了肥胖治疗和饮食行为调节的新方向。

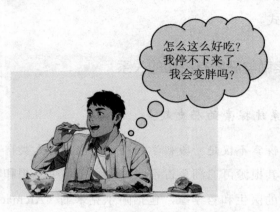

怎么这么好吃？我停不下来了，我会变胖吗？

高适口性的食物带来强烈的愉悦感

（七）饮食失调与大脑奖励系统

在深入研究饮食行为的奥秘时，科学家们揭示了暴饮暴食等饮食失调行为对大脑的奖励反应机制及食物摄入控制回路的显著影响。这些行为似乎是大脑奖励系统中多巴胺回路对适口性食物反应减弱的一种代偿性行为。从这个视角观察，饮食失调被认为是一种严重的精神健康问题，它通过促进长期的过量能量摄入，增加了肥胖的发生风险。对于那些饮食行为异常的人群，进食障碍和体重的剧烈变化调节了他们大脑中与多巴胺相关的奖励回路反应，这不仅改变了食物摄入控制相关的神经回路，还有可能加剧饮食行为的障碍。

（八）大脑回路的反应与饮食行为的影响

具体来说，食物摄入限制和体重指数较低的个体表现出更高的预测误差反应，这表明他们的食物摄入控制神经回路可能具有更强的调节能力，帮助他们有效管理饥饿感。而对于那些经常经历暴饮暴食的个体，特别是那些体重指数较高的人，情况则正相反。他们的大脑奖励回路对适口性食物的反应可能已经减弱，需要更多的食物才能获得相同的满足感。这种在大脑奖励系统中的改变，可能导致饮食行为的持续失调。通过理解这些神经生物学机制，人们不仅能够更深入地洞察饮食失调行为的根源，还能够为制定更有效的治疗方案提供关键线索，以支持那些面临饮食失调挑战的人群，帮助他们重建健康生活方式。

二、运动奖励与肥胖有密切的关系

（一）神经系统探索的历史起点

神经系统的探索不仅是一段科学的历史，也是对人类自身复杂性认识的一次伟大启程，其根源可追溯至古希腊时期。在那个思想和科学急剧发展的时代，一群前卫的医生和哲学家，包括阿尔克米翁（Alcmaeon）、普拉克撒哥拉斯（Praxagoras）、赫罗菲拉斯（Herophilus）和伊雷西斯垂都斯（Erasistratus），勇敢地开启了对人体最复杂系统之一——神经系统的初步探索。这些古代学者的研究不仅仅是对人体内部结构的好奇，更是对生命本质的深入追问。特别是赫罗菲拉斯，他生活在公元前335—公元前280年间，以其在人体解剖学领域的杰出成就而闻名。赫罗菲拉斯被认为是第一位系统性描述大脑和神经系统结构的科学家。他的工作标志着人类对自身认知能力和身体运作机制深层次理解的开始。通过解剖死者，赫罗菲拉斯揭示了运动神经与肌肉之间的密切联系，以及感觉神经与感官器官之间的复杂互动。这些发现不仅极大地推进了解剖学和医学的发展，也为后世对神经科学基础的研究奠定了基石。赫罗菲拉斯的工作和思想在当时是革命性的。他不仅是一位卓越的解剖学家，更是大脑中心理论和心智健康观念的先驱。在他看来，大脑不仅仅是思考和感知的器官，还是个体健康的中心。赫罗菲拉斯强调了身体锻炼和健康饮食对维护身体和精神健康的重要性，这一观点在当时是前所未有的。他认为，通过适当的生活方式，人们可以保持大脑和神经系统的最佳运作状态，从而促进整体健康和长寿。赫罗菲拉斯的贡献超越了他的时代，为后世在神经科学、心理学和医学等领域的研究提供了宝贵的知识和启示。

他的工作不仅展示了古代科学家对人体奥秘的深刻洞察，也体现了科学探索对于理解人类自身以及提高人类生活质量的重要性。

（二）身体活动与健康维护

古代人类智慧和现代科学研究都不断地证实了身体活动对健康的重要性。从古代哲学家柏拉图强调运动对维持人的良好状态的重要性，到现代研究揭示规律锻炼可显著降低多种慢性疾病风险的规律，身体活动被视为保持健康和促进长寿的关键因素。柏拉图的观点不仅反映了古人对身体活动价值的深刻认识，也预示了现代生活方式对人类健康的潜在威胁。在当今社会，随着科技的进步和生活节奏的加快，人们越来越多地采用机械化的交通工具，减少了步行和其他形式的身体活动，导致身体活动量的普遍下降。这种便利性背后的代价是显而易见的：全球肥胖率的激增以及心血管疾病、糖尿病、某些类型的癌症等非传染性疾病的风险显著增加。这些健康问题不仅影响个体的生活质量和预期寿命，也对全球医疗保健系统构成了重大挑战，增加了公共卫生负担。此外，缺乏足够的身体活动还与心理健康问题相关联，包括抑郁和焦虑症。因此，重新审视人们的生活方式，特别是提升日常身体活动的水平，已成为当务之急。

（三）身体活动与大脑健康的现代研究

在过去几十年中，流行病学研究揭示了身体活动与脑健康、基因组表观遗传修饰之间的深刻联系。这些研究表明，身体活动诱导的表观遗传机制可能对大脑结构和功能产生长期影响。同时，对生活方式和饮食行为引起的表观遗传改变的研究，揭示了这些改变可能会影响身体活动行为并具有遗传性。此外，尽管长期以来人们普遍认为成年后中枢神经系统不能产生新的神经元，但自 20 世纪 60 年代以来的研究发现，新的神经元可以在特定脑区产生，并且身体活动通过释放多种生物活性物质，能显著改善记忆力和注意力等大脑功能。这些发现不仅加深了人们对身体活动与学习、记忆之间关系的理解，也为促进儿童青少年的大脑健康提供了科学依据。

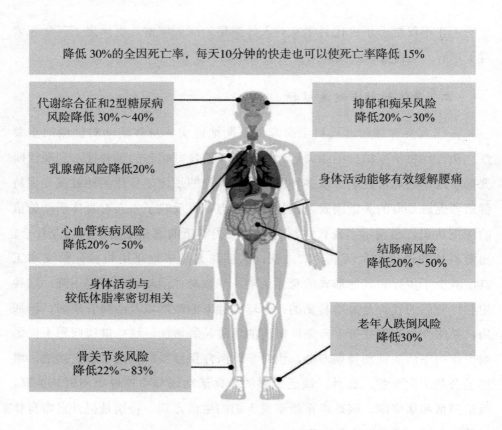

降低30%的全因死亡率，每天10分钟的快走也可以使死亡率降低15%

代谢综合征和2型糖尿病
风险降低30%～40%

抑郁和痴呆风险
降低20%～30%

乳腺癌风险降低20%

身体活动能够有效缓解腰痛

心血管疾病风险
降低20%～50%

结肠癌风险
降低20%～50%

身体活动与
较低体脂率密切相关

老年人跌倒风险
降低30%

骨关节炎风险
降低22%～83%

身体活动对健康的益处（Saqib Z A，2020）

（四）BDNF：大脑健康的关键催化剂

在深入探索神经科学的奥秘中，脑源性神经营养因子（BDNF）显露出其不可或缺的重要性。BDNF 是一种功能多样的神经营养因子，在神经系统的可塑性，即大脑适应新的学习和经验的能力中发挥着至关重要的作用。其影响范围广泛，从支持神经元的发育和生存，促进突触的形成，到加强认知功能，以及调控能量平衡，BDNF 都起着核心作用。引人注目的是，身体活动能够显著增强 BDNF 的表达，并且这种增强效应与运动的强度成正比。这一发现凸显了运动在维持和提升大脑功能中的重要性，揭示了通过身体活动促进脑健康的潜力。

（五）运动形式与大脑影响的差异性

进一步的研究揭示了不同运动形式对 BDNF 水平影响的差异性。例如，与封闭式技能锻炼（如跑步）相比，开放式技能锻炼（如足球）更能有效提升 BDNF 水平。这可能是因为开放式锻炼涉及更多变化和挑战，能够引发更强烈的愉悦感和心理满足，从而更有效地刺激 BDNF 的产生。这项发现不仅为人们理解如何通过特定类型的运动优化大脑健康提供了新视角，也强调了选择合适的运动形式对促进大脑功能至关重要。更为重要的是，这种研究凸显了身体活动与精神健康之间的密切联系，提醒人们要认识到运动在维护心理健康方面的重大价值。通过深入了解运动如何通过影响大脑的生物化学过程来改善自己的身体和精神状态，人们可以更有效地利用身体活动来提升个人的整体健康。

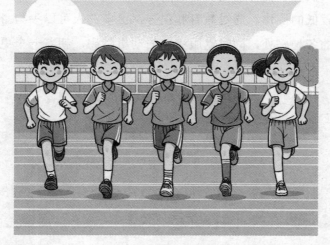

跑步者快感（runner's high）可促进运动行为，被认为是一种自然奖励

（六）身体活动：自然的奖励机制与健康促进

在现代科学的探索中，身体活动被赋予了新的含义，它不仅能满足生理需求，更是一种获得奖励的方式。研究揭示，啮齿类动物自发选择进行转轮运动，并能学会操作杠杆以获得使用跑轮的机会，这一行为模式在进化上具有深远的意义。在自然环境中，动物生存和繁衍能力依赖于通过身体活动来

寻找食物、寻找栖息地、社交互动以及逃避天敌，这些必需的生存活动受到大脑奖励系统的鼓励。类似于食物和金钱所提供的奖励，有研究表明大学生也将适度的跑步活动视为一种奖励，尽管这种奖励的感知可能会因时间的推移而变化。青少年由于其奖励系统中多巴胺信号的特殊发展阶段，更易于形成不良的生活习惯，如过度食用某些食物、缺乏足够的体力活动或过度使用电子设备。在这一关键时期，运动锻炼作为一种健康的行为模式，往往需要个体放弃一些短期内能带来快感的行为，以换取长远的健康益处。然而，肥胖儿童青少年的体力活动水平下降，可能与奖励系统对于运动激励的不足有关。个体的动机如何影响对运动价值的评估及其参与程度，成为影响身体活动参与度的关键因素。这一发现为人们理解身体活动在维护健康和促进积极生活方式中的作用提供了新的视角。通过探索运动如何作为奖励机制影响大脑和行为，人们能够更有效地设计和推广健康促进策略，尤其是针对那些身体活动水平较低的群体。通过教育和倡导，更多的人可以参与身体活动，享受运动带来的各种好处，同时克服潜在的动机障碍，朝着一个更健康的未来迈进。

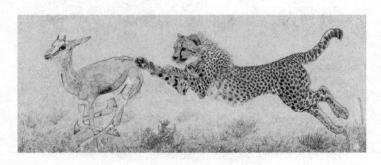

猎物和捕猎者为了生存均需要身体活动

（七）运动与食欲：多巴胺信号的交响

在现代社会生活中，人们被置于一个食物随处可得而运动却需精心规划的矛盾环境里。在这种状况下，当立即可获得的食物奖励与需要投入努力才能享受到的运动奖励相比较时，后者往往在人们的选择中处于不利地位。科学研究揭示了一个有趣的现象：身体脂肪百分比实际上可以作为人们对食物奖励的折扣率，即人们对即时满足与延迟满足的偏好的一个重要预测指标。对于肥胖的儿童青少年而言，增加运动的便利性同时减少食物的即时可获得性成为预防和治疗肥胖的关键策略。当前的研究指出，肥胖不仅是身体活动不足的结果，而且可能通过改变大脑中的多巴胺信号进一步削弱对运动的内在驱动力。进一步的研究发现，肥胖状态下多巴胺 D2 受体（D2R）的结合能力降低与个体减少的自愿性活动水平有着直接联系。在提供丰富环境和自由运动机会的实验中，缺失 D2R 基因的小鼠表现出显著的活动量下降和肥胖倾向，而饮食限制却能够逆转这一过程，通过增加动物的自主运动水平和提升伏隔核中多巴胺的释放及其受体表达来展示肥胖与运动之间的相互作用是可逆的。除了对身体健康的显著改善作用外，运动还能引发心理状态的正向变化，如减轻焦虑和增强幸福感，这些效应背后有着坚实的科学证据。更有趣的是，运动还被发现具有镇痛效果，这一效应可能是由于运动引发的血清钙水平升高，进而激活大脑中的多巴胺合成路径。这些研究成果不仅加深了人们对于运动如何通过激活大脑中的生物化学过程来促进身体健康和心理福祉的理解，也为人们如何利用身体活动来改善心理状态和认知能力提供了宝贵的见解。通过积极参与运动，人们可以触发大脑中的多种生物化学反应，不仅有助于维持身体的健康状态，还能显著提升精神健康和认知性能，从而促进整体健康水平的提高。

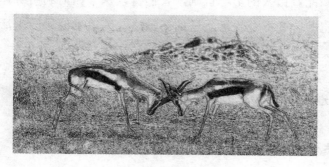

动物竞争领地和配偶均需要身体活动

（八）运动与食欲控制：科学视角下的新理解

在现代科学的光芒下，人们对于能量摄入和食欲之间错综复杂的联系有了更加深入的洞察。食欲这一主观而多变的现象，其生成的原因在个体间存在显著差异，使得对食欲产生机制的理解成为一项挑战。对于运动如何影响食欲的探讨，在科学界引发了广泛的讨论。尽管观点不一，大量研究却共同指向了一个发现：对于肥胖人群而言，运动锻炼似乎并不会引起更强的饥饿感或导致更多的能量摄入。相反，高强度的运动被发现能显著抑制饥饿感，甚至触发所谓的"运动性厌食"现象，尤其在肥胖青少年中，高强度运动有助于减少他们的能量摄入，这一作用在非肥胖受试者身上并未明显观察到。例如，急性中等强度运动对肥胖青少年的大脑对食物相关刺激的反应产生了显著影响，而在体重正常的个体中这种现象并不显著。这暗示急性运动可能在抑制肥胖青少年的享乐性进食方面发挥作用。进一步的研究揭示了身体活动水平与脂肪摄入量之间的负相关性，暗示运动在预防和治疗肥胖方面的作用不仅仅局限于调节能量平衡，还涉及饮食习惯的改变。长期运动能显著降低肥胖人群大脑对食物视觉刺激的反应，这种神经活动的变化与体重及体脂下降紧密相关。有趣的是，动物实验也表明，自愿运动能够降低对高脂食物的偏好，减少体重增加，这可能与运动带来的愉悦感替代了食物的奖励效应。这些科学研究成果揭示了运动不仅是维持身体健康的有效途径，还是一种调节食欲、影响能量摄入并塑造健康饮食习惯的重要工具。通过深入了解运动对食欲和能量摄入的影响机制，人们得以探索如何利用身体活动来促进健康、预防肥胖，并提升生活质量的新策略，为追求健康的生活方式提供了科学依据和实践指导。

三、运动改善食物奖励的机制

（一）运动可以提高中枢神经系统对胰岛素的反应

在现代科学的探索中，运动锻炼被认为是改善肥胖相关"胰岛素抵抗"的有效手段。所谓的"胰岛素抵抗"是一个多面的概念。在狭义上，它指的是胰岛素促进葡萄糖摄取和利用效率的下降，从而导致机体为了维持血糖稳定而过量分泌胰岛素，产生高胰岛素血症。而在广义上，它是指正常剂量的胰岛素无法在靶组织或靶细胞发挥充分的生物学效应。"胰岛素抵抗"被视为肥胖相关心血管疾病的潜在根源，也是区分"代谢正常肥胖"与"代谢异常肥胖"的关键指标。越来越多的研究表明，运动锻炼可以有效地改善与肥胖相关的"胰岛素抵抗"。受影响的组织不仅包括骨骼肌、脂肪组织和肝脏，还涉及血管内皮细胞和神经细胞等。例如，一项研究发现，肥胖女性经过 12 周的有氧运动训练后，尽管体重、体成分及炎症水平未见显著变化，但她们的胰岛素敏感度得到了显著提升。另一项研究则显示，6 周的有氧运动结合抗阻训练能显著降低男性肥胖青少年的"胰岛素抵抗"。在动物实验中，研究者发现，4 周的游泳运动干预可以显著增加高脂膳食小鼠脑内 NAc 区域的胰岛素受体底物 2（IRS2）和蛋白激酶 B（Akt）的磷酸化水平，同时显著降低了小鼠的胰岛素抵抗指数（HOMA-IR）及高脂膳食摄入量。这些结果提示，运动干预通过改善奖励系统中的"胰岛素抵抗"，可能抑制了小鼠对高脂膳食的过量摄入。这些研究揭示了运动锻炼对于调节人体代谢和改善胰岛素敏感性的重要作用，为人们提供了关于如何通过身体活动对抗肥胖和改善健康状况的有价值见解。通过这些科学发现，人们可以更深入地了解运动对人体健康的深远影响，进而采取更有效的措施预防和治疗肥胖及相关疾病。

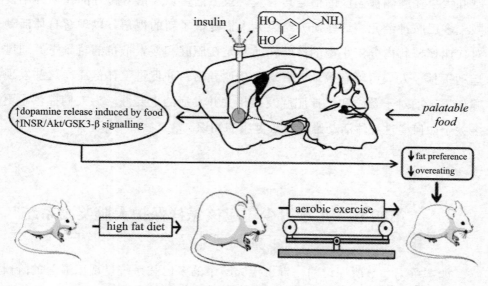

运动可以通过胰岛素信号改善肥胖动物的食物奖励

（二）运动可以提高中枢神经系统对瘦素的反应

运动干预在改善肥胖相关"瘦素抵抗"方面发挥着至关重要的作用。在正常生理条件下，瘦素负责减少体脂并降低体重。然而，对于肥胖者而言，尽管循环系统中的瘦素水平较高，瘦素却无法有效地激活受体或发挥充分的生物学效应，从而形成了所谓的"瘦素抵抗"。肥胖状态下，瘦素在下丘脑和腹侧被盖区的神经元上减少进食及降低体重的功能均受到影响。众多研究指出，运动锻炼可以显著改善由肥胖引起的外周和中枢的瘦素抵抗。例如，一项研究发现，经过12周的有氧运动后，肥胖青少年的血清瘦素水平显著下降，其中高强度运动还能显著降低其能量摄入。

在实验动物研究中，研究者发现2周的自主转轮运动能显著提高衰老肥胖大鼠腹侧被盖区的信号传导及转录激活蛋白3（STAT3）的磷酸化水平，同时，这些大鼠的能量摄入和体重也显著降低。这表明运动可能通过增强腹侧被盖区多巴胺神经元对瘦素的敏感度来降低肥胖大鼠的摄食量。值得一提的是，在腹侧被盖区中，不仅多巴胺神经元表达瘦素受体（LEP-R），谷氨酸能神经元和γ-氨基丁酸能神经元也表达瘦素受体。因此，运动干预改善肥胖大鼠在腹侧被盖区的信号传导及转录激活蛋白3信号传导的作用并不仅限于多巴胺神经元。这些研究结果为人们提供了新的视角，以理解身体活动对代谢调节和内分泌平衡的影响，尤其是在肥胖和瘦素抵抗的背景下。通过运动干预，人们可以有效地改善这些代谢异常，并促进整体健康。这些发现强调了运动对于预防和治疗肥胖及其相关并发症的重要性，为人们提供了更多关于如何通过身体活动维护身心健康的知识。

第四节　儿童青少年应该怎样保护大脑奖励系统?

如本章第二节所探讨的，青少年大脑中的多巴胺系统呈现出显著的阶段性特征，这一特性是青少年易于形成不良行为的关键因素之一。在神经科学领域，神经保护是一个引人关注的概念，广泛地被定义为通过干预和抑制那些导致细胞功能障碍和死亡的病理过程，以预防神经元细胞的死亡。神经科学家们正积极寻求能够保护脑组织并改善整体健康状况的新疗法。因此，对于儿童青少年而言，在这个关键时期对多巴胺系统进行保护至关重要。这不仅有助于他们的大脑健康，还对促进健康的饮食行为具有深远的影响。意识到并采取措施保护青少年时期的多巴胺系统，对于儿童青少年的长期健康和福祉具有重要意义。这一领域的研究不仅提供了关于青少年大脑发育的深刻见解，还为人们如何通过科学干预促进青少年的健康成长提供了宝贵的指导。随着神经保护概念的不断发展和深入研究，人们有望在未来发现更多有效的策略，以保护和优化青少年大脑的健康，为他们的整体福祉打下坚实的基础。

一、合理调节大脑奖励系统使其朝着积极方向发展

在儿童早期发展中，0 至 7 岁被视为大脑发育的关键阶段，这一时期对婴幼儿及学龄前儿童的成长至关重要。为了促进孩子们的奖励系统发展，各国的身体活动指南推荐进行大量的身体活动。它们普遍指出，年龄越小的儿童对身体活动的需求就越大。在这个阶段，儿童的价值观、规则意识、观察力、记忆力和解决问题的能力主要是通过语言、游戏、动作和手势培养的。在生命的最初几年里，孩子们主要通过情感、游戏和感觉进行认知发展。因此，在这个大脑发育的关键时期，激发大脑奖励系统的发育和孩子的学习潜力是极其重要的。制定规则时，家长需要确保孩子在表现出正确行为时才能获得相应的奖励。这意味着，规则的价值在于它们的限制性和执行的一致性。此外，孩子展示出的积极行为通常是通过奖励进一步强化的，这些奖励可以是一句表扬或一件小礼物。了解何时和如何提供奖励，能有效激发孩子的大脑奖励系统和学习潜能，引导他们朝着积极的方向发展。如果能够将对孩子有益的行为与他们感到愉悦的奖励恰当地结合起来，人们就能通过适当的方法激励孩子做出正确的选择。这不仅是关于孩子行为引导的问题，更可以利用早期发展的关键时期促进孩子们全面而均衡的成长。通过这种方法，

人们可以在孩子们的心智和行为发展中播下积极的种子，为他们未来的成长奠定坚实的基础。

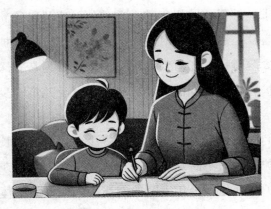

合理的奖励可以引导正确的行为

值得注意的是，正确选择奖励的类别至关重要，如使用物质奖励存在一定风险。想象一下，每次人们用物质奖励激励孩子时，都可能传递一个错误的信息：一切都可以用物质来衡量。频繁地用小零食和糖果作为奖励可能是不明智的，因为甜食和高脂食物对大脑来说非常愉悦。随着孩子的成长，每当他渴望满足时，大脑可能会发出需要糖果或其他适口性食物的信号，这可能导致食物成瘾，甚至造成肥胖的发生。因此，人们更应该以社会性奖励的形式激励孩子们，通过感谢、祝贺和赋予一些特权来激励他们的劳动。如果人们将与孩子一起玩游戏或进行体育活动作为奖励方式，孩子可能会意识到合作是快乐而且重要的，这是一种极其重要的品质。此外，需要注意的是，奖励必须在孩子完成有价值的事情之后及时给予，适当的时间非常关键。一般情况下，行为与奖励之间的时间越短，奖励越有效。举例来说，如果人们的目标是让孩子连续一周每天都把自己的衣服放在洗衣篮里，对一个孩子来说可能并不容易。如果人们在洗衣篮上画上一个笑脸，并每天更新日期，就可以给孩子一种满足感，他自然就获得了奖励并强化了这种行为。在后天学习、训练以及经验等因素的影响下，大脑皮层会发生结构变化和功能重塑。在儿童青少年时期，个体认知能力迅速提高，中枢神经系统的可塑性也最强。功能性磁共振成像的结果表明，练习和训练可以促使大脑活动模式发生变化。

二、运动改善食物奖励：新策略对抗肥胖

（一）社会环境与肥胖率上升

肥胖已成为全球性的健康问题，其快速上升的趋势与人们的生活方式密切相关。人们生活在一个充斥着高热量食物的环境中，这些食物往往美味诱人，但也使得人们很容易不自觉地摄入过多的热量，导致过度进食。同时，随着技术的进步和生活节奏的加快，人们的身体活动量显著减少，能量消耗降低，这进一步加剧了肥胖症的风险。值得注意的是，即使在采取了饮食限制或减重手术等措施后，肥胖者的自愿性身体活动水平仍常常低于正常，这使得他们难以有效地控制体重。

（二）神经生物学视角：多巴胺系统的作用

科学研究揭示了中脑－纹状体多巴胺系统在调节人类行为中的重要作用，特别是在控制随意运动和目标导向性行为方面。这一系统的功能障碍不仅与精神分裂症、药物成瘾和抑郁症等疾病有关，而且与肥胖紧密相关。肥胖者减少的自愿性身体活动和过度进食行为，可能与大脑多巴胺系统功能障碍有关。这一发现提供了新的视角，让人们认识到通过运动干预调节大脑奖励系统可能是防治肥胖的有效途径。

（三）运动：大脑的忠实守护者

适度运动不仅对身体有着广泛的积极影响，如改善心血管健康、血糖控制、胰岛素敏感度，以及优化体成分，帮助个体维持健康的体适能水平和体重，在神经生物学上的作用同样不容小觑。运动能够激活大脑内的保护机制，特别是通过促进神经递质多巴胺的合成和提供对多巴胺神经元的保护，有效对抗由高脂饮食引起的神经可塑性的负面变化，揭示了运动在维护大脑健康方面的独特益处。深入的科学研究揭示，中等强度的运动能够显著提升腹侧被盖区（一个关键的多巴胺产生区域）中酪氨酸羟化酶（一种关键的多

巴胺合成酶）的表达水平。这一发现表明：运动不仅是身体的锻炼，更是大脑的养护，能够缓解因肥胖而导致的神经系统的不利变化。这些变化包括但不限于多巴胺系统的功能下降，该系统对学习、记忆、情绪调节及动机形成至关重要。因此，通过定期的适度运动，人们不仅能够保持良好的身体健康，还能够促进大脑健康，提高生活质量，特别是对于那些遭受肥胖困扰的人群，运动更显示出其不可替代的神经保护作用。

（四）运动：肥胖防治的新认识

随着对运动对抗肥胖的神经生物学机制的深入研究，人们不仅揭开了运动控制体重的神秘面纱，还深刻理解了通过增加身体活动改善整体健康状态的重要途径。这些科学发现不仅为人们提供了抵抗肥胖症及其伴随的健康问题的新策略，也凸显了运动在促进大脑中特定区域，如中脑－纹状体多巴胺神经系统的可塑性；提高自主活动水平；减少无节制饮食行为方面的核心作用。更具体地说，运动通过激活大脑中的多巴胺路径，增强了神经系统的可塑性，这对于调节情绪、增强动力和控制食欲至关重要。此外，定期的身体活动能够显著提升个体的自发性活动水平，从而自然而然地增加能量消耗，有效预防体重增加。同时，运动还能减轻食欲，降低对高热量食物的渴望，进而帮助控制体重。展望未来，随着对运动与肥胖对抗中的生理和神经生物学机制的更深入了解，人类将有望开发出更加个性化和有效的运动计划，以满足不同个体的需求。这些计划不仅能够帮助人们实现健康体重，还能提高生活质量，减少慢性疾病的风险，真正实现身心健康的综合提升。因此，将运动纳入日常生活，不仅是抗击肥胖的有力武器，也是促进整体健康的关键步骤。

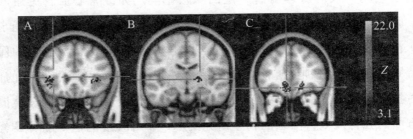

高强度运动可增加大脑奖励相关区域对低热量食物图像的神经反应（Crabtree D R, 2014）

（五）运动对饮食行为的影响：减肥的新策略

在肥胖防治领域，关键的研究方向之一是探索运动如何通过增加能量消耗来帮助减轻体重。然而，探讨运动是否能通过激励机制调节饮食行为和能量摄入的研究相对较少。近期的发现揭示了一些有趣的现象：例如，急性运动后，肥胖青少年的能量摄入和对食物相关信息的神经反应都有所下降，这一现象在非肥胖受试者中则未观察到。这意味着，尽管肥胖者运动后的总能量摄入未显著降低，但由于运动导致的能量消耗，能量平衡可能发生了变化。运动不仅可能增加饱腹感，还可能抑制由于享乐驱动的饮食行为。此外，运动锻炼对肥胖青少年体内与食欲相关的激素水平，如胰岛素、瘦素和生长激素释放肽等，都有显著影响。这些激素可能通过直接或间接作用于大脑的奖励系统（特别是 VTA-NAc-DA 神经元）来调节饮食行为和进食后的奖励感受。

（六）关于运动建议与未来方向

随着科学研究的深入，人类对运动锻炼在降低肥胖和减少心血管病风险方面的巨大益处有了更多的了解。基于这些研究，美国运动医学会（ACSM）为肥胖人群和青少年提出了具体的运动建议：成年肥胖者应每天进行 40 至 60 分钟的中等强度（50% 至 60% 最大摄氧量）有氧运动，而儿童青少年则需每天超过 60 分钟的中到高强度运动。这些运动不仅有助于减轻体重，还能通过调节大脑的奖励系统，降低享乐驱动的过度进食行为。这一过程涉及提升对食欲相关激素（如胰岛素和瘦素）的敏感度，这些激素能直接或间接作用于大脑中的 VTA-DA 神经元，影响进食行为。进一步的研究发现，中脑 - 纹状体 DA 信号系统的异常可能与肥胖相关的过度进食和缺乏体力活动有关。加强青少年的运动干预，可以改善大脑奖励功能，并通过中脑 - 纹状体 DA 系统的神经可塑性，降低过度进食的倾向，同时提高体力活动水平。未来的研究应更加关注中脑 - 纹状体 DA 系统在肥胖形成中的生物学机制，了解这些机制对于预防和控制儿童青少年肥胖，以及矫正不良行为具有至关重要的意义。

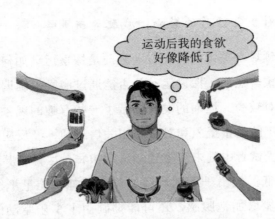

运动对食欲的影响可能和奖励系统的改变有关

三、改善运动奖励增加身体活动水平可防治肥胖

随着社会的工业化进程，人们的生活方式发生了显著变化。工业化极大地提高了生产力，但也带来了一个意想不到的副作用：人们的身体活动水平普遍下降，逐渐成为影响人类健康的一个重要因素。在历史上，人类的身体活动与食物供应之间存在着一种密切的循环关系。在食物短缺时期，为了觅食，人们会增加体力活动；而在食物充足时期，体力活动则相应减少。然而，在现代社会，这种循环被打破了。由于食物变得随处可得，身体活动不再是为了寻找食物，而是为了健康和快乐。运动锻炼可以产生一系列积极效应，如减轻疼痛、缓解焦虑、减轻压力和改善情绪，使其成为一种奖励。这种奖励效应可以通过重复的愉快体验而被学习，并建立起运动与享乐之间的紧密联系。当这种联系在记忆中得到巩固后，适当的环境信息就能触发积极的评价，激发人们参与运动的准备反应。

运动锻炼的价值评估是由两个系统驱动的。一方面，人们基于运动的强度、持续时间和社交因素，通过即时的感知和情感反应评估运动的价值。另一方面，人们的认知系统会考虑运动的长远效益，并将这些信息整合到对运动价值的评估中。特别是对于肥胖的儿童青少年来说，运动锻炼不仅可以改善他们的中脑—纹状体 DA 系统功能，提升对运动的积极评价，还能增强他们的体力活动依从性，对预防和治疗肥胖具有积极影响。

四、避免食物相关信息对大脑奖励系统潜在的消极影响

（一）被食物环境影响的选择：挑战与对策

在日常生活中，不论是街头的广告牌、电视上的广告，还是社交媒体中，人们总是被各种食物的图片和信息所包围。这就构成了人们所处的"食物环境"，它远不是一些无害的背景信息，而是具有潜在的影响力，能够影响人们的食物选择乃至食欲。这种环境下无处不在的食物提示，特别是那些与食物有关的信息，对人们对某些食物的成瘾性看法以及控制饮食摄入量的能力，都产生了微妙而深远的影响。这些食物提示会促使人们消费食物，即使他们并不真正感到饥饿。人们常常认为自己选择食物是出于理性考虑的，然而实际上，许多情况下自己的选择更多的是基于习惯，受到周围食物环境提示的影响。在现代社会，这样的食物相关提示几乎无所不在，对个人而言，控制食物摄入成了一项挑战。对于那些对食物较为敏感的群体，尤其是易于肥胖的人，这一挑战尤为严峻。因此，改变目前的食物环境，减少这些无处不在的食物提示，便成了一个重大而紧迫的任务。这需要科学家、卫生保健工作者、产业界以及政策制定者的共同努力。只有通过这种跨领域的合作，人们才能有效管理和改善自己的食物环境，从而帮助人们做出更为健康的饮食选择，应对现代生活中的这一隐形挑战。

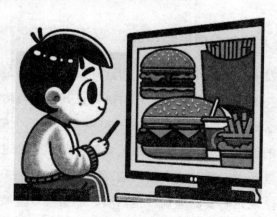

美食广告对儿童青少年饮食行为存在很大影响

（二）现代食物环境与肥胖危机：美食的诱惑

在过去几十年里，人们的食物环境经历了翻天覆地的变化，这些变化在很大程度上促进了肥胖率的持续上升。关键在于，随着生产力的提升，美味、高能量密度的食物不仅变得易于获得，而且价格相对便宜，食物供应不再成为问题。现在，随处可见的食物广告和信息不仅能在人们饿的时候引发食欲，甚至在不饿的时候也能持续地激发进食欲望。在这样的环境中，过度进食变得极其容易，尤其是当人们的进食行为更多的是出于寻求快感而非满足饥饿时。现代食品广告和营销策略的高效推广，极大地促进了食物的消费。这些诱人的美食广告不仅触发了人们对食物的强烈渴望，而且可能成为肥胖日益普遍的一个重要因素。事实上，与食物相关的这些提示能够激活人们大脑中的奖励系统，尤其是多巴胺通路，进而增加食物摄入量。多巴胺神经元，特别是位于中脑的 VTA 区域，在人们感受和响应奖励方面起着至关重要的作用。当这些神经元接收到与食物相关的信息时，它们会调整信号的强度，增强或减弱其活动，这种调节在决定某个刺激是否变成强烈的奖励提示中扮演着关键角色。因此，当人们频繁接触美食广告时，这些广告就可能变成强烈的奖励预测提示，从而激发食欲。这种现象解释了为什么在今天这个充满美食诱惑的社会中，控制食欲和保持健康饮食习惯变得格外困难。

五、营养：大脑健康成长的关键

大脑的每个发展阶段都至关重要，而营养素的供给则是这一过程不可或缺的支柱。正如一栋建筑需要优质的材料以保证其稳固与耐久，大脑的健康成长也离不开各种必需的营养素。饮食的质量不仅影响大脑现阶段的功能，还会影响其长期的健康状况。大脑内部无数的神经细胞通过称为"突触"的特殊连接进行相互沟通，这种精细的沟通网络的构建与维护，依赖于良好且均衡的营养支持。缺乏必要的能量、蛋白质、脂肪酸以及微量营养素，都可能对大脑的这些关键发展过程造成干扰。

（一）多不饱和脂肪酸：大脑的超级食物

在众多营养素中，多不饱和脂肪酸（PUFA）对大脑的健康尤为重要。特别是二十二碳六烯酸（DHA）和二十碳五烯酸（EPA），它们对于孩子们的学习能力、记忆力以及认知功能的提升有着密切的关系。这些特殊的脂肪酸被视为大脑的超级食物，它们在增强短期记忆和改善记忆能力方面的作用，远胜于饱和脂肪酸和碳水化合物。多不饱和脂肪酸类型及食物来源见表1-2。

表1-2　多不饱和脂肪酸类型及食物来源

脂肪酸	多不饱和脂肪酸类型	含量高的食物来源
亚油酸（LA）	Omega-6	玉米、向日葵、大豆、花生油
α- 亚麻酸（ALA）	Omega-3	亚麻籽、大豆、菜籽油
花生四烯酸（AA）	Omega-6	少量存在于动物脂肪、蛋黄
γ- 亚麻酸（GLA）	Omega-6	琉璃苣种子、月见草油
二十碳五烯酸（EPA）	Omega-3	油性鱼类
二十二碳六烯酸（DHA）	Omega-3	油性鱼类

（二）健康饮食：智力成长的营养基础

通过选择富含健康脂肪酸的食物，人们为孩子们的大脑提供了更好的发育和成长条件。这凸显了营养丰富的饮食不仅对身体健康至关重要，还是支持孩子们大脑发展和智力成长的基础。因此，为儿童青少年挑选健康、营养均衡的食物是一个重要的责任，关乎他们的未来发展和整体福祉。

综上所述，大脑的健康成长与营养紧密相连。通过确保孩子们获得充足且均衡的营养，人们不仅为他们的身体健康打下坚实的基础，还为他们的智力发展和未来的成就提供了关键的支撑。选择健康、营养均衡的食物可以促进孩子们的大脑健康成长，开启他们智力的无限可能。

六、脂肪酸的选择：大脑健康的关键

（一）Omega-3 脂肪酸：儿童大脑发展的关键营养素

在儿童成长的关键阶段，饮食中脂肪酸的类型和比例扮演着极其重要的角色，其中，Omega-3 脂肪酸，尤其是 EPA 和 DHA 对于支持儿童，特别是超重和肥胖儿童的大脑健康，具有至关重要的作用。科学研究表明，那些血液中 EPA 和 DHA 含量较高的儿童，在推理能力上往往表现得更为出色。这两种特殊的脂肪酸在促进大脑健康方面的益处尤为显著，它们对于支持认知功能，如学习能力和记忆力的发展，提供了必不可少的营养支持。Omega-3 脂肪酸的重要性不仅体现在促进认知功能上，还在大脑结构的发展和神经系统的健康维护中发挥着关键作用。EPA 和 DHA 对于大脑细胞的膜结构有着重要影响，它们的存在有助于保持神经细胞膜的流动性和灵活性，从而促进神经信号的有效传递。此外，这些脂肪酸还具有抗炎作用，有助于减少大脑内的炎症反应，这对于防止神经退行性疾病的发展具有潜在的重要性。鉴于 Omega-3 脂肪酸对儿童大脑发展的多重益处，为儿童提供富含 EPA 和 DHA 的食物显得尤为重要。富含 Omega-3 的食物来源包括深海鱼类，如鲑鱼、鲱鱼和鲭鱼，以及亚麻籽、核桃和鸡蛋等。鼓励在儿童的饮食中加入这些食物，不仅能够支持他们的大脑健康，还能促进他们整体的发展和健康。因此，了解和利用 Omega-3 脂肪酸的益处，对于确保儿童在成长过程中获得最佳的营养支持和大脑发展是至关重要的。

（二）膳食脂肪与大脑健康：选择的艺术

虽然某些类型的脂肪酸对大脑健康大有裨益，但并非所有脂肪酸都对大脑有利，特别是过量摄入果糖代谢后产生的脂肪酸被发现可能对大脑产生负面影响，尤其是对大脑的记忆和学习中心——海马体的功能造成损害。研究表明，高果糖饮食可能损害神经元功能及其连接的可塑性，进而影响大脑的学习和记忆能力。同样，富含饱和脂肪的饮食也被认为可能对大脑产生不良影响，特别是它们可能减弱海马体中胰岛素信号的传递，这影响神经元和突触的健康。相较之下，富含单不饱和脂肪和 Omega-3 多不饱和脂肪的饮食，如亚麻籽油，似乎能避免这类代谢问题，同时保护大脑的多巴胺系统。单不饱和脂肪和 Omega-3 多不饱和脂肪被认为能提供大脑健康所需的营养支持，促进神经元的健康和突触的可塑性，从而支持认知功能的维持和发展。这一发现强调了在日常饮食中选择脂肪酸类型的重要作用。为了促进大脑健康和认知功能，重要的是要限制高果糖和高饱和脂肪的摄入，同时增加单不饱和脂肪和 Omega-3 多不饱和脂肪的比例。精心选择脂肪酸类型，不仅能够避免潜在的负面影响，还能够为大脑提供充足的营养，支持其健康和功能的最优表现。这一膳食策略对于维护大脑健康，特别是在应对现代饮食环境中普遍存在的挑战时，显得尤为关键。

（三）脂肪酸选择策略

在维护大脑健康和功能的战略中，选择正确类型的脂肪酸显得尤为关键。这一认识不仅凸显了为孩子们制定健康、营养均衡的饮食计划的重要性，而且强调了通过优化饮食中脂肪酸的配置支持儿童大脑正常发展和促进其整体健康与福祉的必要性。随着对食物与大脑健康之间关系的理解日益加深，人们认识到，饮食中脂肪酸的种类对于儿童大脑的成长和健康具有深远的影响。因此，为孩子们精心选择富含有益脂肪酸的食物成为支持他们认知发展和大脑健康的一个关键策略。在实践中，这意味着家长需要更加关注食品的脂肪成分，优先选择那些富含 Omega-3 脂肪酸等有益脂肪酸的食物，如深海鱼类、亚麻籽和核桃等。同时，家长应当限制儿童青少年高果糖和高饱和脂肪的食物摄入，避免其对大脑健康产生潜在的负面影响。通过这样的营养策略，人们不仅能够为儿童青少年提供支持大脑发展所需的关键营养基础，还能够帮助他们建立终身受益的健康饮食习惯。总之，健康饮食对于儿童大脑健康的重要性不可小觑。通过明智地选择和配置饮食中的脂肪酸类型，人们可以为孩子们的大脑健康和认知发展提供强有力的支持，从而为他们的整体健康与福祉奠定坚实的基础。

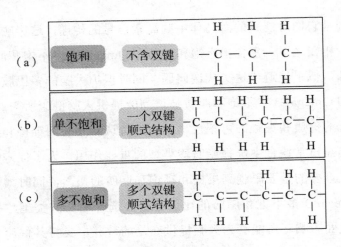

不同脂肪酸的分子结构不同

（四）营养丰富的饮食：大脑发展的加油站

在探索儿童大脑健康和认知发展的科学旅程中，人们发现膳食纤维的作用不容忽视。摄入充足的总膳食纤维和不溶性膳食纤维，与儿童更优秀的认知控制能力密切相关。这不仅说明了膳食纤维在维持消化系统健康中的传统角色，也揭示了它在支持大脑功能和认知发展中的重要性。此外，微量营养素的作用同样不可或缺。铁、碘、锌以及维生素 B、D 和 E 等微量营养素的充足摄入，对于神经元和大脑功能的正常发展至关重要。这些营养素参与了从神经元的增殖到轴突和树突的生长，再到突触的形成、修剪，以及轴突髓鞘的形成等一系列关键过程。这些过程共同构成了大脑发展的基础，影响着孩子的学习能力、记忆力以及整体认知功能。

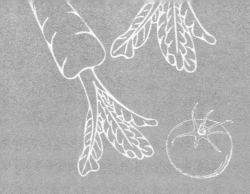

第二章

我国儿童青少年主要
健康行为问题

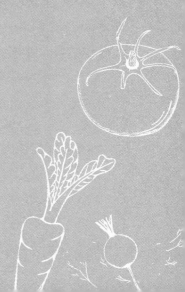

　　我国儿童青少年也正面临着一系列行为健康问题，引发了社会的广泛关注。其中，缺乏足够的体育锻炼是一个重要问题。随着科技发展，手机、平板电脑等电子产品变得无处不在，导致许多年轻人过多时间盯着屏幕，长时间坐着，减少了户外活动的时间。这种生活方式不仅增加了近视和肥胖的风险，还可能削弱他们的身体素质和心肺功能。另一个问题是不良的饮食习惯。高糖、高脂和高盐食物的过量摄入，导致儿童青少年中超重和肥胖问题的增加。不规律的饮食时间和营养不均衡的饮食结构会影响他们的身体发育，增加慢性病的风险。除了身体健康问题，心理健康也是儿童青少年面临的一个重要挑战。学业压力、家庭关系和社交问题等因素导致许多年轻人承受着巨大的心理压力。焦虑、抑郁等心理问题不仅会影响他们的学业表现，还可能导致更严重的心理健康问题。在生活方式方面，熬夜、过度使用电子设备和不规律的作息已经成为许多年轻人的常态。这些习惯会打乱正常的生理节奏，降低免疫力，导致疲劳和慢性病的风险增加。为了有效应对这些问题，社会各界需要共同努力，改进学校的体育课程，鼓励孩子们更多参加户外活动，加强食品安全监管，推广科学的教育理念，并建立完善的心理健康支持系统。只有这样才能确保儿童青少年全面的身心健康发展。

第一节 屏幕时间过长

一、儿童青少年屏幕时间现状

在现代社会，"屏幕时间"已成为家庭日常生活的一部分。这个术语指的是人们花在电子设备屏幕前的时间，包括看电视，使用台式电脑、平板电脑、智能手表、智能手机和游戏机等。对于今天的儿童青少年来说，这些设备不仅是学习的工具，也是他们生活中不可或缺的一部分。随着触摸屏技术的普及，智能手机和平板电脑等移动设备变得越来越普遍，孩子们接触这些屏幕媒体的机会也越来越多。从看动画片、玩游戏、上网课到网上聊天，甚至使用手机支付，电子设备几乎伴随着他们的每一步成长。然而，长时间使用这些设备对儿童青少年的影响可能比人们想象的要复杂得多。研究表明，过多的屏幕时间可能会损害儿童在婴儿期的认知过程，而这些认知能力对他们的健康、学业成绩乃至未来的职业成功都至关重要。在全球范围内，5 至 18 岁的儿童青少年平均每天花在娱乐性屏幕活动上的时间约为 3.6 小时。在我国，各个年龄段的儿童屏幕时间也呈现出不断增加的趋势，有相当一部分孩子每天的娱乐性屏幕时间超过了 2 小时，儿童青少年的屏幕时间越来越长。例如，在上海，中小学生的总屏幕时间每周平均增加了约 30 小时。面对这一挑战，家长和教育工作者需要共同努力，制定合理的屏幕时间管理策略，鼓励孩子参与更多的户外活动和身体锻炼，以平衡他们的日常生活，保护他们的身心健康。

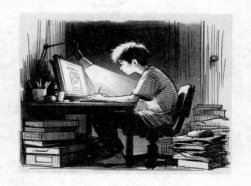

电子设备的普及导致儿童青少年的
屏幕时间过长

二、屏幕时间对儿童青少年的影响

在现代社会，儿童青少年越来越多地使用电子设备，但过多的屏幕时间可能对他们的健康产生不良影响。美国国立卫生研究院（NIH）的一项研究对 4 524 名 8 至 11 岁的儿童进行了观察。研究人员调查了这些孩子的日常活动，包括体育运动、睡眠和屏幕时间，并对他们的认知能力进行了测试。结果显示，那些每天屏幕时间不超过 2 小时、每晚睡眠时间达到 9 至 11 小时、每天至少进行 1 小时体育活动的儿童，认知能力明显提高。另一项研究对 4 500 名 9 至 10 岁的儿童进行了脑部扫描，发现每天使用电子设备超过 7 小时的儿童，他们的大脑皮层（负责处理感官信息的大脑外层）出现了过早变薄的迹象。此外，长时间盯着屏幕还会导致眼睛干燥、疲劳和红肿，甚至引发近视。研究还表明，过多的屏幕时间可能会影响儿童的语言能力和社交能力，并且久坐可能增加肥胖的风险。鉴于这些问题，世界各地的公共卫生机构已经认识到减少屏幕时间的重要性。例如，世界卫生组织（WHO）和一些国家的卫生部门，包括中国、美国和澳大利亚，都发布了关于儿童青少年久坐行为与屏幕时间的指南。他们建议学龄前儿童每天的屏幕时间不应超过 60 分钟，而学龄儿童青少年每天的屏幕时间不应超过 2 小时。

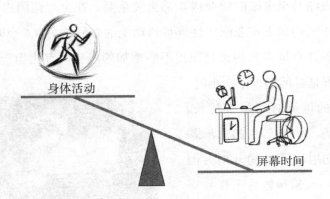

过长的屏幕时间影响儿童青少年健康

总的来说，为了保护儿童青少年的身心健康，家长和教育工作者需要共同努力，合理管理屏幕时间，鼓励孩子们参加更多的户外活动和进行体育锻炼。总体而言，屏幕时间对儿童青少年的影响可以概括如下。

（1）屏幕时间对儿童青少年的积极影响。

● 在线的团队游戏可以增强合作意识和创造力。

● 互联网能够提供大量的信息，可以拓展儿童青少年的知识面。

● 与计算机交互可促进儿童青少年的视觉智能和手眼协调能力。

● 降低了社交联系的物理障碍。

（2）过度的屏幕时间对儿童青少年的潜在风险。

● 睡眠周期会受到屏幕蓝光的影响，可能引发儿童青少年睡眠问题。

● 过多的被动屏幕时间可能会削弱儿童青少年的沟通和社交技能。

● 过多的屏幕时间可能降低儿童青少年的语言和思维能力。

● 屏幕时间会减少健康生活方式所需的身体活动。

三、如何控制儿童青少年的屏幕时间?

（一）全方位开展健康教育

健康教育就像一盏明灯，照亮儿童青少年健康生活的道路，而学校、家庭和社区就是这盏灯的三脚架，共同支撑着他们的健康成长。在学校里，孩子们可以通过有趣而又系统的课程学习如何健康生活。老师们不仅教授知识，还鼓励孩子们动起来，少看屏幕，多参加体育活动。比如，一天超过两小时的屏幕时间可能对健康不利，所以学校会引导学生理解健康生活的重要性，并教会他们如何做出健康的选择。家庭也扮演着关键角色。如果爸爸、妈妈也明白减少孩子们看电视或玩手机的时间有多重要，他们就能帮助孩子们养成好习惯。家长们可以通过培训和阅读宣传手册等方式，学习如何在家支持孩子们进行体育活动，并减少屏幕时间。社区也很重要。社区可以通过发放宣传手册、广告等方式普及健康知识，提供健身资源，鼓励大家外出活动，支持家庭一起进行户外运动。这样，社区就成了一个充满活力、促进健康的环境。总的来说，学校、家庭和社区的共同努力，可以帮助孩子们认识到健康生活的重要性，并为他们的健康成长提供支持和资源。这样，每个人都能在健康的道路上更加稳健地前行。

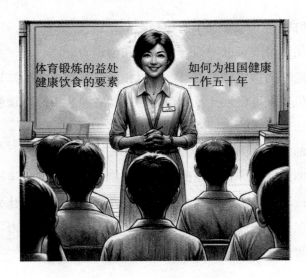

体育锻炼的益处
健康饮食的要素

如何为祖国健康
工作五十年

开展儿童青少年健康行为教育

（二）培养健康的生活方式

孩子们远离屏幕，享受健康、活力十足的生活，是教育儿童青少年养成健康生活方式的目标。首先，健康的饮食是非常重要的。健康的饮食不仅是吃得好，还包括理解食物对身体的影响。如果孩子们能够了解健康饮食和能量代谢的知识，他们就会选择营养均衡的食物。人们可以通过课堂教育、互动游戏和家庭烹饪活动等方式，让孩子们学习和体验健康饮食的乐趣。其次，睡眠也至关重要。一个良好的睡眠习惯可以使孩子们精力充沛，从而减少对屏幕的依赖。再次，减少久坐行为也很重要。多数儿童青少年在家中久坐，通常是因为看电视或玩电子设备。通过提供更多的体育活动机会，人们可以鼓励孩子们积极运动，从而自然而然地减少屏幕时间。家长在这个过程中扮演着重要角色。他们不仅需要监督孩子的屏幕时间，还应该通过表扬和鼓励强化孩子的健康行为。如果家长能够一起参与体育活动，或者在家中创造一个无屏幕的环境，孩子们就更可能远离屏幕。最后，学校也是关键的一环。教师可以将健康生活方式的培养纳入课程，教育学生成为健康生活的践行者和传播者。学校可以提供各种体育和课外活动，让学生有机会参与，这不仅有助于减少屏幕时间，还能帮助孩子们建立团队合作和社交技能。表

2-1 是 2020 年世界卫生组织《关于身体活动和久坐行为指南》推荐的儿童青少年健康生活行为要求。

表 2-1　儿童青少年健康生活行为要求

年　龄	身体活动	久坐行为	睡眠时间
6～12 岁	推荐平均每天 60 分钟中等强度至高强度运动，主要是有氧运动	应限制久坐时间，特别是屏幕时间	9～12 小时
13～17 岁	推荐每周进行不少于 3 次高强度的有氧运动及增强肌肉和骨骼的力量训练		8～10 小时

（三）共筑健康未来：家庭与学校的协同作用

　　在培养儿童青少年健康生活习惯与生活方式的过程中，家庭和学校的共同努力发挥着不可替代的作用。通过这一协作，人们不仅能够帮助他们成长为健康、积极和充满活力的人，还能为整个社会带来深远的正面影响。健康的生活方式不仅关乎个人，更是社会繁荣和进步的基石。因此，社会、家庭和学校应携手合作，共同为孩子们营造一个充满关爱、支持和正能量的环境。家庭是孩子成长的第一课堂，父母的行为模式和生活方式选择对孩子们有着深刻的影响。父母应该通过身体力行，为孩子树立健康生活的榜样，包括均衡饮食、适度运动以及合理安排休息和娱乐时间。与此同时，学校作为孩子社会化过程中的重要环节，不仅需要在课堂上教授知识，更应该通过体育活动、健康教育课程和校园文化建设，强化孩子们对健康重要性的认识和理解。此外，社会各界也应该积极参与，通过公共政策、社区活动和媒体宣传等多种形式，营造支持健康生活方式的环境。这包括提供安全的运动场所、举办健康生活方式的宣传活动、鼓励选择健康饮食等，共同为孩子们的健康成长提供坚实的支撑。通过家庭的榜样引导、学校的全面教育以及社会的广泛支持，人们可以为儿童青少年创造一个更加健康、更加快乐的成长环境。这样的共同努力不仅能够帮助他们树立正确的健康观念，更能让他们成为未来社会的健康、积极和充满活力的一员，为构建更加和谐、健康的社会贡献自己的力量。

第二节　身体活动不足

在这个数字化和高科技的时代，儿童青少年的身体活动水平正在成为一个日益引起社会关注的问题。随着电子设备变得无处不在，以及虚拟娱乐的兴起，越来越多的孩子沉迷于电子屏幕，他们的日常生活似乎被这些设备所主宰。然而，过长的屏幕时间所带来的影响远远超过肥胖这一单一问题，还包括心理健康、学习成绩以及社交技能等多方面的挑战。缺乏身体活动不仅仅是个体健康的问题，更是对整个社会的一个警告。久坐不动不仅限制了孩子们的肌肉活动，而且剥夺了他们探索外部世界的机会。对于处于成长阶段的儿童青少年来说，这种生活方式是对他们身心发展的一大阻碍。过度依赖电子设备的孩子们，往往失去了享受户外活动、亲近自然的宝贵时光。这导致他们在面对现实生活中的社交、团队合作和挑战时显得无所适从。因此，家庭、学校和整个社会都需要共同关注这个问题，并采取积极行动。每个环节都要承担起自己的责任，共同营造一个鼓励儿童青少年积极参与体育活动的环境。只有这样才能培养出更健康、更积极向上的新一代，使他们在未来的人生道路上走得更加坚实和自信。

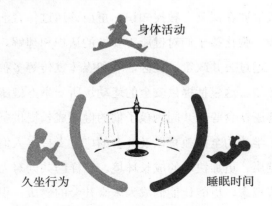

儿童青少年应践行健康的生活方式

一、我国儿童青少年体力活动不足的现状

2019 年，《柳叶刀－儿童与青少年健康》杂志的一项研究报告揭露了一个引人深思的现象：在全球范围内，每五名青少年中就有四人的身体活动量不足，这对他们的健康造成了显著的不良影响。在我国，儿童青少年的身体活动不足比例更是高达 80% 至 89%。遗憾的是，直到 2022 年，这种状况并没有得到明显改善。世界卫生组织的最新数据显示，四分之一的成年人和高达五分之四的青少年仍旧缺乏足够的身体活动。在过去的 15 年里，全球范围内的身体活动水平几乎未见显著提升。尽管公众普遍认识到运动缺乏对健康的负面影响，许多国家和地区也试图通过经济、政策、环境及社会支持等多方面手段来促进身体活动，但成效并不理想。这反映出解决身体活动不足问题的复杂性和挑战性。为了改变这一局面，人们需要采用新的视角和方法来促进儿童青少年的身体活动。除了加强社会经济和公共政策方面的努力，家庭和学校在培养健康生活方式方面的作用不容忽视。利用新技术和社交媒体平台，人们可以以更吸引人的方式推广身体活动，同时需要加大对身体活动重要性的宣传教育力度，提高公众对这一问题的认识。通过多方合作和共同努力，人们可以有效应对儿童青少年身体活动不足的挑战。只有如此才能为他们的健康未来打下坚实的基础。这不仅是对个人的投资，更是对整个社会未来发展的投资。

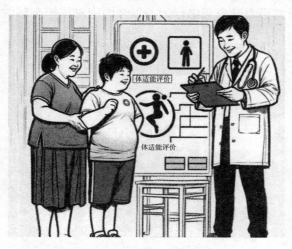

身体活动达标对儿童青少年健康非常重要

二、身体活动的重要性与全球儿童青少年的健康挑战

在这个科技日益发达的时代，人们越来越关注身体活动对健康的深远影响。规律的身体活动被公认为健康的基石，它不仅能显著降低全因死亡率，还能有效减少慢性非传染性疾病的发生。此外，它还对人们的认知能力和心理健康有着不可忽视的积极作用。然而，现实情况却令人担忧。据世界卫生组织的数据，全球超过 80% 的儿童青少年未能达到推荐的身体活动水平。在工业化社会中，身体活动不足已成为一个突出的公共卫生问题。这一问题的严重性不容小觑：据估计，每年全球因身体活动不足而损失的健康寿命高达1 300 万年，直接导致约 500 万人死亡，医疗支出更是高达数百亿美元。针对这一挑战，《中国儿童青少年身体活动指南》建议，儿童青少年每天应至少进行 60 分钟的中高强度身体活动。越来越多的研究证据显示，身体活动不足和久坐行为是许多慢性疾病的主要危险因素，包括肥胖、心血管病、糖尿病、代谢综合征以及多种癌症。对于正处于成长阶段的儿童青少年来说，身体活动不足不仅增加了他们成年后患慢性疾病的风险，还可能导致多种精神和心理健康问题。提高身体活动水平对于预防这些疾病至关重要，同时，它是促进大脑健康、提升生活质量的有效方式。需要强调的是，身体活动不足和久坐行为都是多种慢性病的独立危险因素。因此，仅仅提高身体活动水平是不够的，人们还需要努力减少久坐行为，以全面应对这一全球性健康挑战。

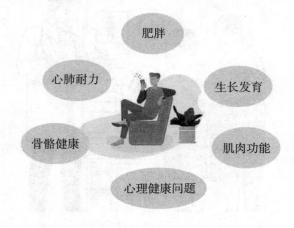

儿童青少年身体活动不足的危害有很多

在当今数字化和高度科技化的社会中，身体活动不足已成为影响儿童青少年健康的一大隐患。其后果不仅包括肥胖问题，还涉及生长发育、身体素质，甚至心理健康等多个方面。

（一）增加肥胖风险

规律的身体活动对于预防和管理儿童及青少年的肥胖至关重要。特别是在青春期，身体活动的减少往往与肥胖问题的加剧密切相关。在许多发达国家和发展中国家，大量儿童青少年并未达到推荐的身体活动量，导致能量消耗降低，从而增加了肥胖的风险。肥胖不仅影响身体健康，还可能导致孩子们遭受羞辱或欺凌，引发社交退缩、情绪问题，甚至可能形成暴饮暴食等不良行为。

（二）影响生长发育

充足的身体活动与适当的营养，对于儿童青少年的健康生长发育至关重要。学龄前儿童的身体活动可以显著促进其身高和体重的正常增长。有研究表明，竞技运动也对青少年的健康发展有益。缺乏身体活动不仅增加了肥胖症和相关疾病的风险，还可能导致肌肉萎缩、骨质疏松、关节问题，甚至影响孩子的正常生长，如身材矮小和肌肉发育不良。

（三）影响身体素质

研究表明，与正常体重的同龄人相比，超重和肥胖的儿童青少年通常更加缺乏活力，其基本运动技能和身体素质（如力量、耐力、速度）也较差。肥胖的孩子更倾向于久坐不动，这不仅降低了他们参与体育活动的能力，也影响了他们参与这些活动的信心。相反，提高运动技能可以增强孩子的自尊心，提升他们参加体育活动的积极性。

（四）增加心理疾病风险

在现代社会中，儿童青少年面临着日益增加的学业压力、家庭关系的挑战以及激烈的竞争。焦虑和抑郁成为青少年常见的心理健康问题。长时间的久坐和缺乏身体活动会加剧这些问题，增加心理疾病的风险。而适量的体育锻炼不仅能有效缓解情绪，降低压力，还能通过促进社会适应能力来增强心理健康。

三、儿童青少年身体活动不足的防控

在当今全球化和信息化的背景下，儿童青少年的身体活动成为全球公共卫生关注的焦点。大量研究证明，定期的身体活动对儿童青少年的健康发展具有诸多益处。科学且规律的体力活动不仅能改善心肺功能，减轻超重和肥胖问题，强健肌肉和骨骼，还能提升免疫力和精神状态。尤其值得关注的是，儿童青少年时期形成的运动习惯，往往会持续影响他们的成年生活。鉴于此，世界各地的组织和国家都在积极推动改善儿童青少年的体力活动水平。世界卫生组织（WHO）制定的《关于身体活动和久坐行为指南》推荐儿童青少年每天至少进行 60 分钟的中高强度身体活动，并且每周至少三次进行增强肌肉力量和骨骼健康的高强度活动。这些活动包括玩耍、游戏、体育竞赛、日常生活活动等，旨在全面提升儿童青少年的健康水平。

美国疾病控制与预防中心发布的《5 ～ 17 岁儿童青少年身体活动指南》也强调每天至少 60 分钟的有氧活动和每周至少三次的高强度肌肉和骨骼强化活动的重要性。在美国，多角度的研究和实践正在不断进行，以促进儿童青少年在学校、家庭和社会环境中的健康发展。

日本的《体育基本计划（2017—2022 年）》对儿童青少年的身体活动时间、强度和内容提出了具体要求，强调每天 60 分钟中等以上强度的身体活动的重要性。英国健康发展委员会也为 5 ～ 18 岁的儿童青少年提出了相似的推荐，包括每天至少一小时的中高强度身体活动和每周至少三次的肌肉和骨骼强化活动，同时建议尽量减少长时间的静坐。

加拿大的指南则更为全面，强调 5 ～ 17 岁儿童青少年每天至少需要积累 60 分钟的中等至剧烈强度的身体活动，并建议每周至少进行三天的剧烈体育活动以及肌肉和骨骼强化活动，同时推荐每天进行多小时的轻度身体活动，并限制每天的屏幕时间不超过两小时。

在中国，研究人员结合国内儿童青少年的身心发展特征、锻炼习惯和课程学习等特点，制定了适合国情的身体活动指南。这些指南不仅考虑到了国际标准，还特别适应了本土的文化和生活方式。

总之，各国和地区的身体活动指南虽有差异，但共同目标都是促进儿童青少年的健康发展，提高他们的生活质量。通过实施这些指南，全球社会共同努力，为儿童青少年营造一个更加健康、积极的成长环境。

2018 年 1 月 30 日，中国公共卫生史上的一个重要里程碑——国内首部《中国儿童青少年身体活动指南》发布。这份指南特别针对 6 至 17 岁的健康儿童青少年，是国内首次明确提出该年龄段每日身体活动的推荐量。这一历史性的文献是在充分考虑世界上 28 个类似指南的精华后，为中国的年轻一代量身定制的健康指导方针。《中国儿童青少年身体活动指南》建议儿童青少年每天至少进行累计 60 分钟的中高强度身体活动，包括每周至少三天的高强度活动，以及专门针对增强肌肉力量和骨骼健康的抗阻训练。为了帮助儿童青少年实现这一目标，《中国儿童青少年身体活动指南》提出以下几点建议。

● 有氧身体活动：建议儿童青少年每天至少保持 60 分钟的中等至高强度有氧运动，并确保每周至少有 3 天高强度活动。

● 肌肉强化活动：作为每天 60 分钟运动的一部分，儿童青少年应每周至少进行三天的肌肉强化活动，以促进肌肉的发展和增强体力。

● 骨骼强化活动：同样作为每日运动的一部分，每周至少三天的时间应专注于强化骨骼的运动，以支持骨骼的健康成长。

● 额外的健康益处：为了获得更多的健康好处，儿童青少年的日常身体活动量应该超过 60 分钟。重要的是创造一个有趣且多样化的运动环境，以激发孩子们的兴趣并保持他们的参与度。

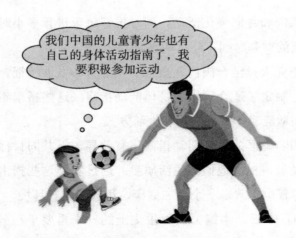

首部《中国儿童青少年身体活动指南》于 2018 年 1 月 30 日发布

　　通过这些综合的建议,《中国儿童青少年身体活动指南》不仅旨在促进儿童青少年的身体健康,还强调活动多样性和乐趣的重要性。这代表着一种全新的健康理念——通过科学指导和实践,引导中国的年轻一代走向一个更健康的未来。

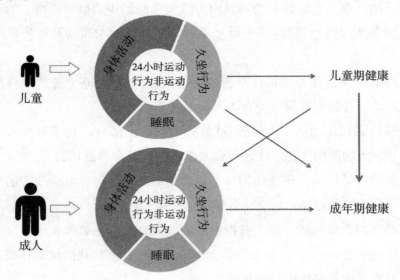

儿童期的身体活动会影响成年健康(Valérie Julian, 2022)

　　在全球范围内,儿童青少年的体力活动指南和标准为他们的健康发展提供了重要的参考。这些指南一般会推荐适当的体力活动水平,包括活动的强度、时长、频率，以及具体的运动项目。通常，建议儿童青少年进行中至高强度的体力活动，每次活动时间约为 60 分钟，每周至少三次，涵盖有氧运动和肌肉力量训练。然而，一个关键的问题是，运动动机的不足仍是导致身体活动缺乏的主要原因之一。儿童青少年对健康行为的积极参与或改变，深受社会文化和传统的影响。尽管这些指南的科学基础是可信的，但由于研究样本的局限性，它们在推动所有人群的身体活动行为变化方面仍面临挑战。中国的情况更加复杂。考虑到我国各地区经济发展水平的差异、地形地貌的复杂多样性等因素，我国制定儿童青少年身体活动指南时，必须充分考虑这些社会文化因素的影响。这意味着，为了更准确地改善我国儿童青少年身体活动不足的现状，我国需要制定更适合中国国情的指南。这些定制化的指南应考虑到不同地区的生活方式、传统体育项目，甚至是地方特有的气候条件。例如，在南方水乡地区，可以推荐游泳或划船等活动；而在北方草原地区，则应更加注重骑马或传统民族体育。这样不仅提高了指南的实用性，还有助于保护和传承地方特色的体育活动。总之，制定更贴合中国多元文化和地理特点的身体活动指南，可以更有效地促进儿童青少年的健康发展，也丰富了他们的体育文化体验。这种综合性和多元化的方法，将帮助我国的年轻一代在健康和文化多样性中找到平衡，从而走向一个更加活力充沛的未来。

四、儿童青少年身体活动不足：全球性公共卫生问题的深度剖析

身体活动不足，即个体的身体活动量和强度未达到维持健康所需的标准，已成为当代社会的一大挑战。据统计，身体活动不足可直接导致 35 种以上慢性疾病和 10 种致死性疾病的发生，如今已成为全球第四大死亡风险因素。随着工业化进程的加速，人类的身体活动水平持续下降，已成为全球亟待解决的公共卫生问题。

全球政策鼓励：尽管世界卫生组织鼓励各国政府加强卫生系统的顶层设计并采取积极的预防措施，但社会经济层面的干预措施尚未能有效改善当前身体活动不足的现状。

运动动机强化的必要性：了解并促进个体在整个生命周期中保持身体活

动的根本动因成为迫切的需求。由于动机是行为的近端决定因素，加强个人的运动动机成为促进身体活动的关键。

提高公众意识：通过教育和媒体宣传提高公众对身体活动重要性的认识。

环境优化：改善城市规划，增设公共体育设施，创造有利于活动的环境。

社区活动组织：鼓励社区组织更多的体育活动和健身课程，促进社区成员的参与。

学校体育课程改革：增强学校体育课程实效性，培养儿童青少年从小养成良好的运动习惯。

身体活动不足的问题需要全球范围内的关注和协作，通过多方面的努力和创新策略逐步解决这一公共卫生问题，为全球居民的健康福祉做出贡献。

五、运动动机与奖赏：驱动运动行为的根本力量

动机，源自拉丁语"movere"，意为"移动"，是一种生物体对刺激的主动响应。它可以通过行为的频率、强度、时间分布以及针对特定刺激的方向性来表征。行为学家将动机描述为一种激活和推动目标导向行为的内在力量。这一概念在心理学和神经科学领域均有深入的研究，其基础源于操作性条件反射理论之父斯金纳（Skinner）的系列研究。

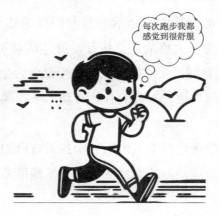

运动是一种奖赏，可以产生愉悦感

奖赏的角色：奖赏是指任何能产生积极效果的物体或条件，如食物、药物、温暖，它伴随着倾向于重复带来奖赏的行为的倾向性，并通常伴有愉悦感。

奖赏效应：人们在获得奖励后更倾向于重复导致奖赏的行为或行为模式。奖赏不仅促进学习行为，也加速目标的实现。

动机的特征：动机行为的特征是高度的行为激活，虽然通常与外在强化相关，但某些行为则由内在动机驱动。

内在动机的重要性：内在动机指出于个人意愿和兴趣而产生的动机，它被视作最高质量的动机形式，因其自我决定特性，与更高的运动依从性和运动量呈正相关。

自愿性运动的动机：对人类而言，参与自愿性运动的动机可能是多因素的，这些因素可产生奖赏效应，甚至成瘾。

"runner's high"现象：耐力运动中或运动后产生的"runner's high"被视作运动激活了大脑奖赏系统产生的强烈愉悦感，有时甚至演化为成瘾行为。

自我决定理论：自我决定理论被广泛用于理解身体活动动机的过程，该理论将动机分为自主动机和受控动机，强调自主动机在运动持续性中的重要性。

内在动机的推广：如果运动行为源自内在兴趣，将产生自主动机，这对于提高身体活动的依从性和运动量至关重要。

总之，了解动机和奖赏在行为产生中的作用，对于促进人们的身体活动，提高生活质量，以及预防与生活方式相关的慢性疾病至关重要。通过促进内在动机，可以更有效地激励人们参与并享受体育活动，进而提升整体的健康和福祉。

第三节　不良饮食行为

一、餐桌上的心理学：饮食行为背后的复杂世界

在现代社会，进食不仅仅是为了生存的基本需求，还成为一种带给人们

巨大快乐的活动。然而，饮食这个看似简单的行为实际上是异常复杂的，它受到众多因素的影响，包括情绪、文化背景，以及周围的食物环境等。这些因素共同作用，可能导致一系列饮食问题，如营养不良、过度饮食或饮食失衡。人们的饮食行为是由大脑内部一个复杂的神经奖励系统控制的，该系统使人们在享受美味时感受到快乐。然而，这一行为还受到人们的运动习惯、感觉体验和社交互动的影响。例如，健康的社交活动和积极的运动习惯有助于促进更健康的饮食选择。此外，人们的饮食习惯也深受家庭和社会文化的影响。父母的养育方式以及孩子所处的食物环境都对他们的饮食行为产生深远的影响。科学家们正在通过从基础科学研究到临床实践的广泛研究，不断探索和发现关于饮食行为的新知识。他们致力于找到有效的方法，帮助儿童青少年解决营养问题，无论是营养不良、过度饮食还是饮食失衡。了解和改善饮食行为，是一个涉及多学科、多层面的挑战，它要求科学界、医疗界和社会各界的共同努力。

总的来说，对饮食行为的深入理解和持续改进，不仅能够促进个人健康和福祉，还能对整个社会产生积极影响。通过综合运用科学研究的成果和社会实践的经验，人们可以更好地引导儿童青少年养成健康的饮食习惯，为他们的未来打下坚实的基础。

（一）儿童青少年不良饮食行为社会心理影响

儿童青少年的饮食习惯不仅是身体健康的关键，更深刻地影响着他们的心理发展和社会适应能力。在他们的成长旅程中，如何培养健康饮食行为的挑战尤为突出。科学研究揭示，儿童青少年时期的进食障碍及不健康的饮食习惯可能引发一系列严重的健康问题，肥胖只是其中之一。这些问题的病因、并发症、风险因素和预防措施虽与成人有所共通，但也具有其特殊性。进食障碍，如神经性厌食症（anorexia nervosa）、神经性贪食症（bulimia nervosa）和暴饮暴食症（binge eating），是特定的精神疾病，它们通常在青春期初期开始显现，女性青少年尤为易受影响，但 5 至 12 岁的儿童同样面临风险。这些障碍根据《精神障碍诊断与统计手册（第五版）》（*Diagnostic and*

Statistical Manual of Mental Disorders Fifth Edition, DSM-5）进行分类，并因其对健康、心理社会功能和生活质量造成的显著损害而受到高度关注。除了进食障碍，不良饮食行为还包括不吃早餐、挑食等，这些行为受到食物选择、购买方式、种类、频率以及餐饮时间和地点等多方面因素的影响。在当前社会，不健康的饮食习惯正成为影响青少年健康的一大隐患。因此，关注并引导青少年建立健康的饮食行为对于保障他们的身心健康和社会功能发展至关重要。这一过程需要家庭、学校和社会的紧密合作，共同为青少年提供成长过程中所需的支持和指导。通过综合策略的实施，人们不仅能帮助青少年克服饮食障碍和不良饮食习惯，还能促进他们在心理和社会层面的全面发展，为他们的未来打下坚实的基础。

（二）儿童青少年不良饮食行为的流行特征

人们的生活方式和饮食习惯正在悄然改变，特别是在青少年中。美国作为一个对健康危险行为研究领先的国家，进行了一项涉及 9 到 12 年级学生的全面调查，揭示了一些令人关注的现象。调查结果显示，将近一半的学生试图减肥，其中一半的学生采取了盲目的减肥方法。只有不到四分之一的学生能够每天吃到足够的水果和蔬菜，而不到五分之一的学生每天喝够牛奶。更令人担忧的是，一些学生选择了极端的减肥方式，如长时间禁食、滥用减肥药和人为引发呕吐或腹泻。我国进行的首次全国规模的城市青少年健康危险行为调查也揭示了相似的问题。许多青少年不喝牛奶或豆浆，不吃早餐，经常吃甜点心和大量饮用软饮料，甚至每周多次吃西式快餐。此外，四分之一的青少年几乎不参加体育锻炼，而有一部分青少年每天面临长时间的课外作业和过多地观看电视。随着社会的发展和生活环境的都市化，不健康的饮食习惯和缺乏身体活动正成为青少年的常态，这些因素共同构建了一种"肥胖易感环境"。尽管研究人员试图估计不良饮食行为的发生率及其性别差异，但由于调查方法的不同，目前尚未形成统一的看法。例如，大多数研究表明，暴饮暴食症的发生率在 1%～3% 之间，且女孩比例通常高于男孩。

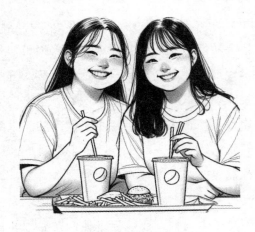

现代社会适口性食物随处可及

（三）儿童青少年的不良饮食行为

1. 挑食

一个典型的家庭晚餐场景：父母努力为孩子准备营养均衡的餐点，但孩子却只挑选自己喜欢的食物吃。这种情况在很多家庭中很常见，称为"挑食"。挑食不仅可能给家长带来挑战，还可能影响整个家庭的关系和氛围。挑食在儿童早期比较常见，尤其在发达国家。这与父母和孩子之间围绕食物选择和消费的复杂互动有关。尽管对挑食的正式定义尚无共识，但它通常被描述为孩子拒绝大量熟悉或不熟悉的食物，从而导致某些食物的摄入不足。挑食的影响可能比人们想象的要严重。这种行为会导致儿童摄入的营养素不足，进而影响他们的健康和发育。长期挑食可能导致胃肠功能紊乱，影响消化吸收，进而导致生长发育迟缓甚至停滞。例如，孩子们如果不吃蔬菜和水果，可能会缺乏膳食纤维、抗氧化剂和钾，这些都是维护健康所必需的。而且，挑食还可能导致各种维生素缺乏症。比如，如果孩子们不吃全脂乳品、蛋黄、豆类、肝脏等富含维生素 A 的食物，或者不吃胡萝卜、西红柿等蔬菜，他们可能会患上夜盲症。挑食不仅是一个饮食习惯问题，还关系到儿童的整体健康和发展。因此，帮助孩子建立健康的饮食习惯，对于他们的成长至关重要。

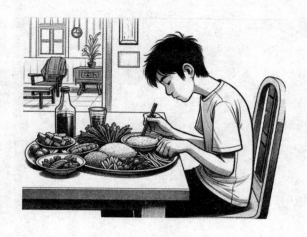

儿童青少年挑食现象多有发生

2. 暴饮暴食

暴饮暴食被定义为在客观上大量摄入食物，远超过大多数人在相似情况下消耗的食物量，并且伴随对饮食行为的失控。暴食症（BED）的主要特征是反复发作的暴饮暴食，除此之外，还包括其他相关特征，如在没有饥饿感的情况下仍然过量进食。心理学家阿尔伯特·斯顿卡德（Albert Stunkard）是首位描述暴饮暴食的人。20世纪50年代，他发现，坚持低热量饮食的减重者中，三个月内只有25%的人明显减轻了体重，而能够在六个月内显著减轻体重的人只有12%。然而，在两年内只有2%的人能够成功维持体重不反弹。1980年，美国《精神障碍诊断与统计手册（第三版）》（DSM-3）发布，并引入了"贪食症"，后来更名为神经性贪食症，成为临床诊断的一部分。随着DSM版本的更新，对暴饮暴食的理解逐渐增加，并最终在DSM-5中正式纳入。暴食症在儿童青少年中广泛存在，与身体和心理障碍密切相关。许多研究指出，青春期晚期是暴食症发病的高峰期，因此国家卫生部门应当投入更多资源用于改善对青少年暴食症的识别、评估和治疗。有证据表明，患有暴食症的青少年面临肥胖、药物滥用、自杀以及其他心理问题的风险增加。

DSM-5对暴食症的判断标准如下。

（1）暴饮暴食行为复发，其特征：

● 消耗大量的食物；

● 失去对饮食行为的控制。

在过去 3 个月中，暴饮暴食行为发作平均每周至少发生 1 次。

（2）个体还至少包括下列 3 个特征：

● 进食速度比平时要快得多；

● 吃到感到不舒服的饱腹感；

● 在不饿的时候吃大量的食物；

● 单独吃饭时，因为自己吃得太多感到尴尬；

● 暴饮暴食后感到非常内疚。

然而，对儿童青少年暴饮暴食的判断可能具有一定的挑战性。在他们发育过程中定义是否摄入大量食物是困难的。事实上，儿童的热量摄入量会因生长突增和活动变化而变化。此外，对于儿童青少年而言，报告食物摄入量以及表达饮食行为失控的能力也是具有一定挑战性的。因此，医生不能完全依赖他们对进食情况的自我描述确定暴饮暴食。

3. 不吃早餐

不难想象，清晨起床后的第一顿饭——早餐，不仅仅是一天的开始，更是保证全新一天活力和健康的关键。世界卫生组织也强调，每天吃早餐是一种有益于健康的行为。但遗憾的是，早餐往往是一日三餐中最容易被忽视的一餐。调查显示，许多国家的儿童青少年常常不吃早餐。而早餐对于他们的营养摄入、生长发育以及学习能力的提高都至关重要。不吃早餐会导致能量和营养素摄入不足，这对儿童青少年的健康成长有着长期的不良影响。研究发现，早餐在一天的能量和营养素摄入中发挥着不可替代的作用。早餐所提供的营养，很难在午餐和晚餐中得到充分补充。不吃早餐的孩子整天的能量和多种营养素的摄入量，如蛋白质、脂肪、碳水化合物、钙、铁和各种维生素，都低于那些吃早餐的孩子。此外，不吃早餐还会影响孩子的认知能力和学习成绩。因为不吃早餐会降低机体的应激反应能力，影响血糖水平，从而影响大脑的认知和学习功能。例如，研究表明，吃早餐的孩子在图形识别测试中的错误率较低，他们的数学成绩也往往优于那些不吃早餐的孩子。因此，对于中小学生及其家长来说，加强营养教育，提高对早餐重要性的认识，改善饮食行为习惯是非常必要的。家长应从早餐开始，为孩子们的健康成长和优秀学习成绩奠定坚实的基础。

4. 软饮料摄入过多

人们每次进入超市，可以看到饮料货架上琳琅满目的软饮料，从碳酸饮料、非碳酸饮料到果汁、可稀释饮料、瓶装水、运动饮料，甚至是能量饮料，种类繁多。软饮料已成为人们日常生活中的常见饮品，但这些饮料通常含糖量高、酸度高，对人们的健康可能并不那么好。每克糖含有 4 千卡的热量。想象一下，如果每天在饮食中额外添加一罐 350 毫升的含糖碳酸软饮料，它大约含有 40～50 克糖，就等于额外摄入超过 150 千卡的热量。如果不减少其他热量来源，这可能导致一个成年人的体重在一年内增加近 13 千克。这样的增重对健康来说显然是不利的。更重要的是，大多数软饮料虽然能提供能量，但几乎不含有任何营养价值。它们不提供人们身体所需的重要营养素，如维生素、矿物质和膳食纤维。在过去的几十年里，软饮料的消费量急剧增加，尤其是在儿童青少年中。这种趋势令人担忧，因为过量摄入高糖饮料可能导致肥胖、糖尿病以及其他健康问题。由此可见，尽管软饮料在现代生活中无处不在，但人们需要对其摄入量保持警觉，尤其是要引导儿童青少年减少软饮料的摄入，鼓励他们选择更为健康的饮品，如水、牛奶或未加糖的茶和果汁，以促进更健康的生活方式。

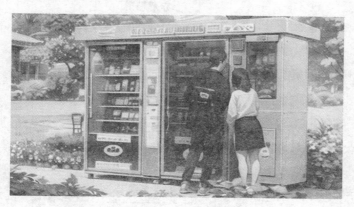

软饮料的获取极其便利

　　在人们的日常饮食中，特别是儿童青少年，过量摄入高糖和高酸度的软饮料可能会对牙齿健康和身体健康造成显著影响。这些负面影响包括龋齿、超重、肥胖，甚至增加患 2 型糖尿病的风险。为了减少糖分摄入，人造甜味剂常被用作无糖软饮料中的甜味来源，作为糖的替代品。这种做法能在不增加额外热量的同时，提供较高的甜度，还有助于降低肥胖和龋齿的风险。

　　目前，好多著名的饮料制造商均生产了"无糖版"的饮料，很多控制体重的人也非常倾向于选择无糖饮料。然而，关于使用人造甜味剂的安全性，却一直存在着争议。一些研究将常见的人造甜味剂，如阿斯巴甜和糖精，与诸如肥胖、恶性肿瘤、慢性疲劳综合征和神经退行性病变等不良健康状况联系起来。尽管美国食品药品监督管理局（FDA）认为在正常剂量下甜味剂是安全的，以至于在 2000 年取消了软饮料中使用甜味剂的警告标签，但关于其长期影响的研究仍在进行中。有研究发现，食用人造甜味剂可能促进体重增加，因为摄入这些甜味剂后，它们可以诱发机体胰岛素的释放，通过降低血糖来增加食物摄入，最终导致超重和肥胖。这些发现提醒人们在选择饮料时要慎重，并促使其更加关注食品添加剂对健康的潜在影响。表 2-2 为常见的食物甜味剂及其特点。

表 2-2　常见的食物甜味剂及其特点

类　别	名　称	种　类	性　质	特　点
营养性甜味剂	糖醇	赤藓糖醇	天然物质	甜度低，安全性高
		甘露糖醇		
		木糖醇	合成物质	
		山梨糖醇		
		麦芽糖醇		
		乳糖醇		
非营养性甜味剂	天然甜味剂	甜菊糖苷	天然物质	甜度高，安全性高
		罗汉果甜苷		
		甘草酸铵		

类　别	名　称	种　类	性　质	特　点
非营养性甜味剂	合成甜味剂	阿斯巴甜	合成物质	甜度很高，安全性较低
		三氯蔗糖		
		糖精钠		

二、儿童青少年不良饮食行为的危害

个体的饮食行为在儿童青少年时期得以发展和形成。良好的饮食习惯不仅可以促进儿童青少年的生长发育和健康，还对他们的长远健康产生积极影响。相反，不良的饮食行为不仅会对他们的健康产生近期影响，还会带来远期的影响。不良的饮食习惯直接导致儿童的肥胖和营养不良，这两大问题会引发其他健康行为问题。因此，培养良好的饮食习惯对于儿童青少年的健康和全面发展至关重要。

（一）影响生长发育

在中学生中，那些饮食习惯不良的群体贫血的患病率远高于饮食习惯良好的同龄人，有时高出数十倍。这种差异揭示了健康饮食对青少年生长发育的重要性。由于偏食或对特定食物的长期过量摄入，不良的饮食习惯可能导致营养素摄入的严重不平衡。例如，缺乏均衡饮食的儿童青少年容易出现锌元素的缺乏，这种微量元素对于身体健康至关重要。锌缺乏不仅会导致生长发育停滞，还可能引起性发育延迟、智力发展迟缓，并严重损害细胞的免疫功能。这些问题不仅影响青少年的身体健康，还可能对他们的学习能力和社会行为产生长期的负面影响。健康的饮食习惯能够为青少年提供必需的营养素，支持他们的身体和大脑发展，帮助他们达到生长发育的最佳状态。因此，强调和推广健康的饮食习惯，确保青少年获得充足的微量元素和其他营养素，对于促进他们的整体发展至关重要。家长、教育工作者和健康专家应共同努力，通过教育和实践，帮助青少年建立和维持健康的饮食习惯。这不仅包括提供营养丰富的食物选择，还包括教育青少年理解营养的重要性以及如何做出健康的食物选择。通过这样的集体努力，人们可以为青少年的健康成长和发展奠定坚实的基础，确保他们拥有一个充满活力和健康的未来。

（二）导致肥胖症

儿童青少年时期的肥胖问题已经成为全球性的健康危机。长期以来，青少年肥胖率的居高不下不仅威胁着他们的身体健康，更对他们的心理和社会功能产生了深远的影响。肥胖不仅可能导致认知能力下降和青春期提前发育，还是成年期肥胖、高血压、高血脂、冠状动脉性心脏病、糖尿病及脑血管疾病等一系列慢性疾病的重要诱因。不健康的饮食习惯，如过度摄入高脂肪、高糖食物，过量饮食，以及快速进食和暴饮暴食等，是导致儿童青少年肥胖的主要原因之一。与正常体重的儿童相比，肥胖儿童更倾向于选择这些不健康的饮食方式，进而加剧了肥胖问题。肥胖的后果远不止体重增加那么简单。它可能导致长期的健康隐患，包括肥胖持续到成年期，以及慢性疾病风险的显著增加。除了身体健康的影响，肥胖还可能带来直接和长期的社会心理健康后果，如自尊心降低和抑郁情绪的增加，这些问题会进一步影响青少年的学习、社交和日常生活。鉴于肥胖带来的多重风险，积极采取措施预防和治疗儿童青少年肥胖显得尤为重要。这不仅需要家庭、学校和社会的共同努力，还需要青少年本人对健康饮食和生活方式的积极认识。通过建立健康的饮食习惯、增加体育活动和提高健康意识，人们可以为青少年打下健康成长的基础，帮助他们避免肥胖及其相关的健康问题，开启一个更加健康、积极的未来。

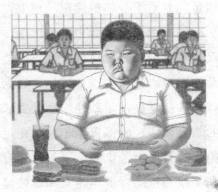

不良饮食行为对健康存在诸多的负面影响

（三）引发心血管及其他系统疾病

越来越多的研究表明，动脉粥样硬化过程及心血管病的主要危险因素从儿童期就已经开始和存在。儿童青少年的不良饮食行为是引发成年后心血管疾病的重要因素。例如，高糖饮食是导致儿童青少年肥胖的主要原因之一，而肥胖是心血管疾病的重要危险因素，可以导致高血压、高血脂和糖尿病等诸多疾病。另外，高脂肪饮食会导致血液中的胆固醇水平升高，导致动脉粥样硬化，增加冠心病和中风风险。高盐饮食是引发高血压的主要原因之一。过量的盐摄入会导致体内钠离子水平升高，引起体液潴留和血压升高。长期高血压会增加心脏病、中风和肾脏疾病的风险。低纤维饮食缺乏膳食纤维，容易导致便秘和消化系统问题。此外，低纤维饮食还会增加患结肠癌和其他消化系统疾病的风险。过度依赖加工食品和快餐等不健康食品也是不良饮食行为的一部分，长期摄入这些食品也会构成成年后肥胖、心血管疾病和其他健康相关问题风险。

三、导致儿童青少年不良饮食行为的原因

（一）遗传因素

随着研究的深入，遗传因素在进食障碍发展中的重要作用变得越来越明显。例如，神经性厌食症和神经性贪食症的家族研究表明，患有这些进食障碍的个体的亲属，比起普通人群，有更高的患病率。此外，基于双胞胎的研究也显示，这些进食障碍的易感性在很大程度上受到遗传因素的影响。公众对于基因如何影响饮食行为失调的方式表现出广泛的关注，有时存在一种误解，即认为像暴饮暴食这类行为是由单一基因决定的，而拥有这个基因就意味着注定会患上相关疾病。但实际情况远比这复杂。饮食失调行为是一个多因素影响的复杂特征，其遗传模式并不遵循传统的孟德尔遗传模式。这种行为受多种遗传和环境因素的共同影响。目前，科学家们还没有找到一个确定的神经性厌食症或神经性贪食症的基因。更可能的情况是，存在多个基因，它们编码的蛋白质影响着个体对这些疾病的易感性。这些基因可能与其他遗

传因素相互作用，有的可能提供对饮食失调行为的保护，而有的则可能增加风险。因此，理解进食障碍的遗传背景涉及识别多个风险和保护因素的复杂交互，这是当今科学研究的一个重要而富有挑战性的领域。

（二）社会文化

人类的饮食行为从婴儿期开始，经历了迅速的发展，一直持续到学龄期。在这一发展过程中，正常的身体成长应当带来适度但不过量的体重增加，并且在整个生命历程中形成并维持健康的饮食习惯。社会文化规范对饮食行为的影响是深远的。例如，在某些文化中，母亲会预先咀嚼食物喂给婴幼儿，而在其他文化中，这种做法可能被认为不卫生甚至有害。社会文化对喂养策略的影响可能会导致婴幼儿体重过多或过少的风险。不同文化对于幼儿独立进食的鼓励程度各异，这通常与该文化对独立性和相互依赖性的重视程度有关。在一些文化中，人们鼓励幼儿尽早开始自我喂养，而在其他文化中，成人可能会更长时间地协助喂食。随着年龄的增长，儿童越来越能够表达自己的饮食愿望和需求。在某些情况下，采用自我喂养的策略有助于防止过量摄入食物。此外，不同社会文化背景下对食物种类的选择也存在显著差异。例如，地中海饮食模式和西方饮食模式之间的差异，会导致不同的营养学结果。地中海饮食强调植物性食物、全谷物、鱼类和橄榄油，而西方饮食则包含更多的加工食品和高脂肪食品。这些饮食差异对儿童的健康和营养状况有着长远的影响，进而影响其成年后的健康状况。因此，了解文化对饮食习惯的影响，对于促进公共健康具有重要意义。

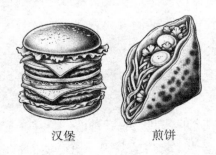

汉堡　　　　　煎饼

社会文化对饮食行为有重要影响

（三）教养方式

教养方式长期以来被视为影响儿童青少年饮食行为的关键因素。因此，人们不应过分强调遗传因素在儿童青少年饮食问题上的作用，也不应忽视父母教养方式对儿童饮食健康可能产生的影响。父母的教养方式很大程度上是由他们自己的基因和后天习惯所影响的，同时，这种教养方式的效果也会受到儿童自身基因特征的影响。即使在相同的教养环境中，不同的儿童也可能发展出不同的饮食行为。在那些存在饮食失调行为的家庭，家长更可能将食物作为奖励、安慰或惩罚孩子的工具，这种教养行为可能导致儿童在成年后更易出现饮食行为紊乱。例如，母亲对食物的控制方式与儿童自我调节能量摄入的能力有着密切关联。此外，食物相关的线索可能诱导暴饮暴食行为，并且这种倾向有可能在几代人之间传播。这些发现强调了家庭环境和教养方式对儿童饮食行为的重要影响，同时提醒人们，健康的饮食习惯的培养不仅是个人的责任，也是家庭和社会的共同责任。了解并采取适当的教养策略对于预防和处理儿童饮食问题具有重要意义。

（四）外部环境

随着工业化的发展，食物加工和供应链经历了巨大的变革。现代食品经过深加工后，其营养成分和营养价值发生了变化。这些加工食品的口味设计得越来越能激发人们的味蕾，提供强烈的美味体验，使其更加诱人和可口。现在，这些美味而适口的食物随处可见，美食广告也通过电视、互联网等多种媒体迅速传播。特别是对儿童青少年来说，这种环境下很容易发生的一种现象是，他们将零食作为主食食用。然而，过量摄入零食会影响正餐的食欲，从而妨碍正餐的摄入。这种饮食习惯可能导致各种营养素的摄入不足，严重影响正处于成长发育阶段的儿童青少年的健康。此外，环境中充斥的适口性食物相关线索极易吸引儿童青少年的注意，并触发他们的进食动机，这种现象甚至在他们已经饱食的情况下也会发生。因此，了解这种环境对儿童青少年饮食行为的影响，并采取适当的措施引导他们形成健康的饮食习惯，对他们的长期健康至关重要。

第四节　各类成瘾问题

　　"成瘾"这个词源自拉丁语，其字面含义是被奴役或被束缚。在医学和心理学领域，成瘾主要指对某种行为（如吸毒或酗酒）的强迫性参与，这通常表现为强烈的渴望、欲望或冲动，即使知道这种行为可能带来负面后果，个体也很难控制自己不去参与。在现代社会，关于"成瘾"的定义和范围存在着一定的争议，特别是对于诸如赌博、过度饮食、购物、过度使用互联网和电子游戏等非物质性行为是否也归为成瘾行为。这些行为在激活大脑奖励系统和习惯形成方面与传统的精神性物质成瘾（如吸毒）具有相似之处。虽然大多数人可能会健康、适应性地参与这些活动，但在某些个体中，这些行为可能会演变为强迫性或冲动性难以控制的成瘾行为，并可能导致一系列负面后果。值得注意的是，近年来神经科学领域的研究显示，这些所谓的"行为成瘾"在大脑神经环路功能上与传统的物质成瘾存在着相似性。这些发现对于人们理解和治疗成瘾行为，无论是物质性还是非物质性的，都提供了重要的科学依据。因此，这一领域的研究对于公共健康和个人健康具有重要意义。

一、网络成瘾

　　网络成瘾是一种由于互联网过度使用所引起的行为障碍，它正日益成为全球关注的焦点。根据中国互联网络信息中心的报告，截至 2021 年，中国的互联网用户数量已高达 10.11 亿。虽然互联网在学习、娱乐和社交等方面扮演了重要角色，但它的过度或不加限制的使用会导致网络成瘾。这种成瘾行为不仅损害睡眠质量，还成为诸如抑郁症和焦虑症等心理健康问题的重要风险因素。全球的研究人员和公众都对网络成瘾问题给予了高度关注。特别值得注意的是，由于青少年正处于心理和生理发展的关键时期，他们对网络成瘾的易感性更高。研究数据显示，网络成瘾在全球范围内的高校学生中普遍存在。在美国，约16.8%的大学生表现出网络成瘾症状；韩国有10%的大学生受到网络成瘾的影响；在日本，大约8.1%的大学生呈现出网络成瘾的迹象。而在中国，大学生的网络成瘾发生率更是高达23.7%。尽管评估网络成瘾的工具和标准各有不同，但越来越多的研究报告都指出，青少年网络成瘾的发生率相对较高。这些数据显示了对青少年网络成瘾问题采取有效的干预和预防措施的迫切性。了解网络成瘾的成因、影响和干预策略对于促进青少年的健康发展具有重要意义。

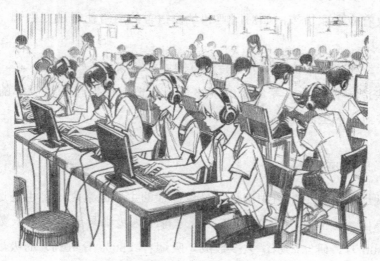

青少年网络依赖现象十分普遍

根据《中国青少年健康教育核心信息及释义（2018版）》，确定网络成瘾障碍的关键因素之一是行为持续的时间。在一般情况下，这种行为需至少持续12个月才能被确认为网络成瘾。在如今的信息时代，儿童青少年尤其容易受到网络成瘾的影响。这主要是因为他们在社交、情感、学业和家庭等多个方面面临着巨大的挑战，同时可能缺乏有效的应对策略和自我调节能力。网络成瘾问题引起了广泛的社会关注，因为它与其他行为问题、心理健康难题以及社交和情感功能障碍有着密切的联系。例如，网络成瘾的儿童青少年更容易出现抑郁、孤立、心理困扰，甚至产生自杀倾向。青少年会倾向于通过网络活动逃避现实生活的压力和挫折。因此，深入理解可能增加或降低青少年网络成瘾风险的社会因素和保护性因素对于有效预防和干预至关重要。网络成瘾对儿童青少年的身心健康产生深远影响，这需要科研人员、家长、教育工作者和政策制定者的高度重视。为了正确、合理地利用网络，避免网络成瘾，保护儿童青少年的身心健康，以下建议值得关注。

● 结合社会、家庭和学校的教育力量，积极传递健康的网络信息，并防范不良信息。

● 鼓励儿童青少年参与体育活动，以减少过度使用电子设备的时间。

● 合理安排网络使用时间和休息时间，以避免长时间连续使用网络。

● 政府应采取措施，如对网吧和学校宿舍的网络使用进行监管，营造健康网络环境。

● 保持良好的心情，每天坚持适度的体育锻炼。

这些措施有助于培养健康的网络使用习惯，保护儿童青少年的身心健康，促进他们的全面发展。

二、吸烟成瘾

吸烟已被世界卫生组织确认为导致癌症的主要因素之一，也是过早死亡的主要原因。据预测，到 2030 年，全球每年因吸烟导致的死亡人数将达到惊人的 800 万。研究显示，大多数成年吸烟者（80%～90%）的吸烟习惯始于青春期，其中约有 40% 的吸烟行为与遗传因素有关。青春期是一个与尼古丁和其他物质长期依赖性风险增加密切相关的关键时期。尽管很多吸烟者有戒烟的动机和可以获得有效的戒烟治疗，但即便成功戒烟，许多人也面临着复吸的风险。环境中无处不在的与吸烟相关的线索（如烟灰缸和其他吸烟者）可能加剧吸烟的冲动，增加复吸的可能性。在青春期吸烟，特别是吸烟的初期阶段，通常会受到冒险和冲动行为的影响。研究表明，儿童吸烟与精神疾病风险增加和认知功能较差有关，这可能是因为尼古丁对大脑发育的影响。由于青春期是吸烟最可能开始的时期，早期接触尼古丁可能直接增加未来尼古丁依赖的风险。然而，大多数日常吸烟者直到 18 岁时才表现出尼古丁依赖症状，一旦在青春期养成吸烟习惯，要戒烟就变得相当困难。考虑到从开始使用物质到成瘾的过程中存在较长的潜伏期，这为临床干预提供了关键的时机。有效的预防和治疗策略，如早期干预和增强青少年的自我控制能力，对于遏制青少年吸烟行为和减少未来成瘾的风险至关重要。因此，针对青少年的吸烟预防和干预措施应受到社会和医疗保健系统的高度重视。

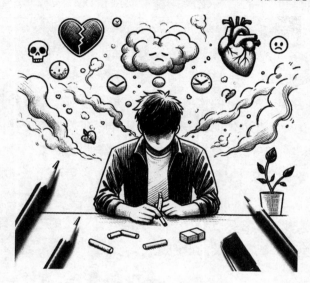

烟草严重威胁儿童青少年健康

目前，治疗工作主要集中在那些患有严重成瘾的人群，这通常指的是长期的慢性成瘾者。然而，这种治疗往往忽视了处于成瘾早期阶段的人群。在烟草使用方面，越早开始吸烟，使用烟草的时间越长，相关的健康风险也就越高。这些风险包括呼吸系统疾病、心血管疾病和各种癌症。研究表明，早期开始吸烟的人更倾向于烟草的重度使用，而重度使用者戒烟成功的可能性较低，因此更易遭受与吸烟相关的健康问题。了解导致青少年开始吸烟并在早期阶段维持吸烟习惯的生物学机制，对公共卫生的影响极为重大。因此，加强对早期烟草使用和成瘾的研究，不仅有助于更好地理解青少年吸烟行为的成因，还能为开发早期干预措施提供科学依据。这些干预措施包括提高青少年对吸烟危害的认识、改善戒烟支持服务，以及通过政策和社会倡导降低青少年的吸烟率。此外，公共卫生政策也应考虑对早期吸烟者进行更有针对性的干预，以防止吸烟行为的发展和出现相关健康问题。

三、酒精依赖

酗酒在青少年中是一个重要的健康问题，它不仅在整个发育过程中对大脑造成危害，还会加剧包括感染、癌症和伤害事件在内的多种疾病的负担。早期饮酒被证实与晚年的酒精依赖和有害饮酒模式有关。此外，它还可能影响学业成绩，增加暴力行为、犯罪率、早孕现象和失业等社会不稳定因素。因此，儿童青少年的饮酒问题是一个关键的全球公共卫生议题，会对个体的社会、经济和健康后果产生长期影响。目前关于早期饮酒的研究主要集中在青少年身上，而对年幼儿童的饮酒研究通常是基于对他们开始饮酒年龄的回忆。全球范围内儿童青少年的饮酒发生率估计存在差异，这是因为评估方法不统一造成的。了解青少年早期饮酒的影响对于制定有效的预防和干预策略至关重要。这需要公共卫生政策制定者、教育工作者和家长共同努力，以减少青少年酗酒行为的发生并减轻其对社会和个人健康的影响。提高对酗酒危害的认识、加强教育和社区支持，以及制定有针对性的干预措施，可以有效减少青少年的酗酒行为和相关的健康风险。

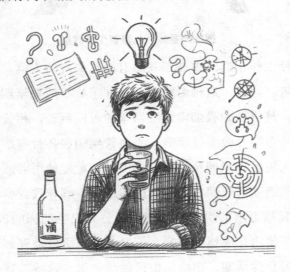

酒精对儿童青少年认知功能有较大损害

青少年饮酒与多种严重后果相关，包括一些主要的死亡原因，如机动车事故、凶杀、自杀和溺水。此外，青少年饮酒还可能导致肢体冲突、学业和职业问题、非法行为、危险的性行为，以及认知发展和决策能力的异常。酒精依赖是一种由长期习惯性嗜酒逐渐产生的依赖状态，会导致一系列神经精神障碍。这一依赖状态无论多么复杂，都已有明确的国际准则来预防和管理。根据美国儿科学会的研究，青少年饮酒的风险因素分为多个类别，包括遗传、生物、行为和社会心理方面。具体的行为风险因素包括儿童时期的攻击性行为和反社会行为，而社会心理风险因素则涉及父母、家庭和同伴的影响，以及媒体的作用。此外，该研究还确定了许多可能导致青少年饮酒的其他风险因素，如朋友使用酒精、烟草或其他物质，接触酒类广告，药物滥用或有情绪障碍家族史，父母监督不力，家庭破裂和学业成绩低下等。长期的酒精依赖可能导致一系列健康问题，包括肝脏疾病、心脏病、胃肠道问题和神经系统损伤；此外，还可能引发焦虑、抑郁、自杀倾向等精神健康问题，以及家庭关系紧张、学业问题、社交隔离和犯罪行为。对于青少年来说，酒精还会对大脑的发育产生长期影响，影响他们的认知能力和情绪控制。综上所述，对青少年饮酒的预防和干预对于保护他们的健康和发展至关重要。这要求公共卫生机构、家庭和学校共同努力，以降低青少年饮酒的发生率和相关风险。

四、物质滥用

物质滥用指的是个体违背社会常规或医疗实践，间断性或持续性地过度使用精神活性物质的行为。这种滥用不同于尝试性使用、社交娱乐使用或应对特定情境的使用。它往往会演变为更加频繁和强化的使用模式，最终可能导致物质依赖的形成。在青春期，物质滥用是一个常见的问题，并且会导致长期的健康问题和社会问题。青少年非法药物使用对个人、家庭和社区构成了重大的负担。药物使用还与暴力行为相关联，包括青少年的凶杀案和受害情况。由于青春期是大脑发育的关键时期，这一时期的大脑仍在持续发育，青少年的大脑因此对物质使用的诱惑和影响更为敏感。这是因为大脑中负责奖励的途径在前额叶的认知功能发展之前就已经形成。持续的物质使用会对神经心理功能产生影响，导致注意力缺陷、记忆问题和认知灵活性的下降。

因此，对青少年物质滥用的预防和干预至关重要，需要家庭、学校和社会的共同努力。提高对物质滥用危害的认识、加强早期干预措施，以及提供支持和治疗服务，可以帮助青少年避免或克服物质滥用问题，促进他们健康成长和适应社会。

根据世界卫生组织的数据，青春期的物质滥用与多种负面后果密切相关，这包括共病性精神病理学问题、学业成绩下降、神经认知障碍，以及人际关系问题。值得关注的是，与物质滥用相关的事件正在急剧增加，这表明物质滥用的发病率和死亡率呈现上升趋势。目前，青少年物质使用的循证治疗主要是基于社会心理的方法，如动机访谈、认知行为治疗和基于家庭的治疗等。在早期阶段减少或消除药物使用可能对青少年的长期健康产生重要影响。然而，大多数研究表明，这些治疗方法的效果通常是适度的，许多青少年在治疗后的 12 个月内出现了复用现象。当前，一个令人担忧的现实是，药物成瘾现象在青少年中呈现出低龄化的趋势。家庭教育的缺失与这一问题密切相关。此外，除了传统药物外，新兴成瘾物质也逐渐进入公众视野，给成瘾者的治疗带来了额外的挑战。面对青少年物质滥用问题的复杂性和变化性，治疗和预防策略急需加强。这要求采取一系列综合性措施，包括加强家庭教育、完善相关法规和政策，提高公众对这一问题的意识，并提供更多的专业治疗支持。只有通过多方面、多层次的综合干预，人们才能有效地应对青少年物质滥用问题，保护他们的健康和未来。

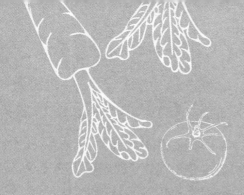

第三章

儿童青少年合理营养

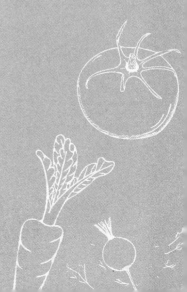

在儿童青少年成长的关键阶段，合理的营养摄入是支撑其身体健康和发育的基石，并对他们的一生发展产生深远影响。在这一时期，充足且均衡的营养至关重要，它不仅是促进身体生长和大脑发育的关键，也是维持骨骼、肌肉和神经系统健康成长的基础。摄入足够的蛋白质、维生素和矿物质，可以为这些重要的生理过程提供必要的支持。良好的营养状态还能加强免疫系统，使年轻的身体更有效地抵御疾病和感染。此外，良好的营养不仅对青少年的认知能力和学习效率有显著的积极影响，还帮助他们在学校和日常生活中表现得更好。更重要的是，均衡的营养摄入有助于降低日后被肥胖、心血管疾病、糖尿病等慢性健康问题困扰的风险。值得特别强调的是，良好的饮食习惯与心理健康之间存在着密切的联系。合理的营养不仅能够满足身体的生理需求，还对缓解焦虑、抑郁等心理健康问题起到了积极的作用。在这个重要的成长阶段培养出的健康饮食习惯，为青少年未来健康的生活方式奠定了坚实的基础。因此，确保儿童青少年在成长期间获得均衡的营养，不仅对他们当前的成长至关重要，也是对他们未来健康生活方式的一项重要投资。这一点在家庭、学校和社区层面上都应该得到足够的重视。

第一节 主要营养素及其功能

营养在人类成长发育的每个阶段都扮演着至关重要的角色，特别是对于新生儿和儿童。他们的生长发育，关键在于采取合理的饮食，确保身体摄入足够的宏量营养素和微量营养素。宏量营养素包括碳水化合物、蛋白质和脂肪，它们是构成人体必需的主要营养成分。而微量营养素，虽然摄入量较少，但对儿童的健康成长至关重要，如锌、铁、维生素 D 和叶酸等。这些营养素的种类、食物的选择以及饮食模式之间的关联对于预防和控制慢性疾病的发展具有重要意义。这些疾病包括心脑血管疾病（如心脏病和中风）、癌症、慢性呼吸系统疾病（如慢性阻塞性肺疾病和哮喘）以及糖尿病等。个体的生物、社会和环境因素影响食物偏好，这些偏好随着时间演变成为影响食物选择和最终饮食质量的核心因素。学龄前儿童，即 3 至 6 岁的儿童，是身体增长相对稳定的阶段，每年体重增长约 2 千克，身高增长约 6 厘米。进入学龄期后，从 6 岁到青春期的来临，孩子们的平均体重每年增加约 3 至 3.5千克，身高每年增长约 6 厘米。

青春期是生长发育的一个关键阶段，这时会出现显著的生长速率增加，平均骨量增加约 45%，同时软组织、器官和红细胞等也在快速增长。青春期因此成为营养需求的高峰期。因此，无论是宏量营养素还是微量营养素的缺乏，都可能对青少年的正常生长发育产生不利影响。合理的营养摄入对于支持孩子们的生长、维

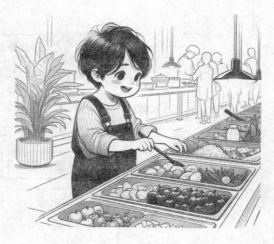

营养多样化有助于儿童青少年健康

持健康并预防疾病极为重要，这就要求家长、教育工作者和医疗专业人士共同努力，确保青少年在这个关键时期获得均衡的营养。

一、营养素及其分类

在探索食物中丰富的营养世界时，人们会发现，构成人类所需的关键营养素大约 50 种。这些营养素根据它们独特的化学结构、理化性质以及对人体机能的影响，可以被精妙地分为七大主要类别：碳水化合物、蛋白质、脂肪、无机盐、维生素、水，以及膳食纤维。在营养学的广阔领域中，人们通常将营养素细分为两大类：宏量营养素和微量营养素。宏量营养素，顾名思义，是构成人体各种组织的核心成分，它们是人们日常能量摄入的主力军。宏量营养素包括碳水化合物、蛋白质和脂肪，它们不仅是"三大营养素"，也是"三大供能物质"，为人体提供必要的能量。与此相对的微量营养素，虽在日常饮食中所需量较少，对总体能量摄入的贡献不明显，但它们在维持健康和重要生理功能方面发挥着不可替代的作用。微量营养素主要包括各种维生素（分为脂溶性和水溶性）和矿物质。值得一提的是，无论是宏量营养素还是微量营养素，它们的缺乏都可能对人体的整体功能和生理机能产生深远的影响，尤其是对生长发育过程的影响不容忽视。这正说明了均衡饮食在维持生命活力和健康状态中的重要性。

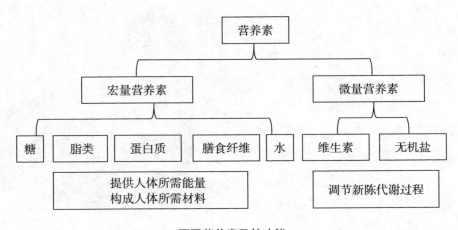

不同营养素及其功能

二、宏量营养素：人体健康的基石

宏量营养素，是人体必需而且需要大量摄入的营养素，它们构成了人们日常饮食的基础。宏量营养素包括碳水化合物（糖类）、脂肪和蛋白质，也被称作"三大供能物质"，因为它们为人体提供了主要的能量来源，并参与构建身体组织。宏量营养素在人体内的作用是多方面的，它们不仅保证了人体的能量供应和正常运作，还为身体提供了必要的营养素以支撑健康和生命活动。因此，均衡摄入碳水化合物、脂肪和蛋白质对于维持健康的生活方式至关重要。通过合理规划饮食，确保宏量营养素的均衡摄入，人们可以为身体提供足够的能量，同时保持身体各系统的良好运作。

（一）糖：能量的主要来源

糖类，化学上被定义为含有两个或更多羟基的醛类或酮类化合物。由于其分子通式通常符合 $C_n(H_2O)_m$ 的形式，糖类也被称为碳水化合物。这种命名源于糖分子的结构看似由碳元素和水分子组成。然而，并非所有符合此通式的物质都具有糖的理化性质，有些非糖类化合物也可能符合这一通式。尽管如此，人们习惯上仍将糖类归类为碳水化合物。

能量提供：糖类是人们日常饮食中的重要组成部分，主要负责提供能量。在体内，糖类可通过有氧氧化或无氧酵解的方式释放能量。

推荐摄入量：一般建议，从学龄前到青春期，碳水化合物的摄入量应占总膳食能量的 45% ~ 60%。对于进行剧烈体育活动的人群，这一比例可提高至 65%。

单糖摄入：单糖应适量摄入，过量摄入可能增加超重、肥胖、糖尿病、高血压和蛀牙风险。

儿童青少年饮食：在儿童和青春期，建议减少甜食、果汁和含糖饮料等高糖食品的摄入，以预防慢性疾病的发生。

类型与功能：碳水化合物主要包括葡萄糖、果糖和麦芽糖等，是人体最主要的能量来源。它们在身体内转化为能量，特别是对大脑和中枢神经系统至关重要。

食物来源：碳水化合物主要存在于谷类、蔬菜、水果和糖类食物中。

了解糖类和碳水化合物在饮食中的作用至关重要。它们不仅是日常能量的主要来源，也是健康饮食的关键组成部分。通过平衡摄入各种类型的碳水化合物，并注意控制单糖的摄入量，人们可以有效地维持健康的体重，预防慢性疾病，同时确保身体获得必需的能量和营养。

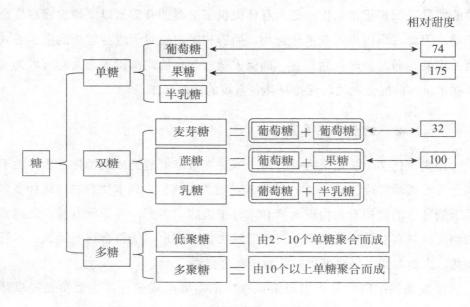

糖的分类

（二）脂类：多重功能的关键营养素

脂类是指一大类疏水性生物物质，通常包括脂肪和类脂两大类。作为人体所需的重要营养素之一，脂类不仅为人体提供所需能量和必需脂肪酸，还是构成人体细胞组织的基本成分。

脂肪：脂肪的化学结构主要是三酰甘油，即三分子脂肪酸与一分子甘油形成的酯类，俗称甘油三酯。常见的食用油脂大多是各种脂肪的混合物。

类脂：类脂包括磷脂、糖脂、脂蛋白及固醇。在营养学和食品科学中，特别重要的类脂包括磷脂（如卵磷脂、脑磷脂）和固醇（如胆固醇、植物固醇）。

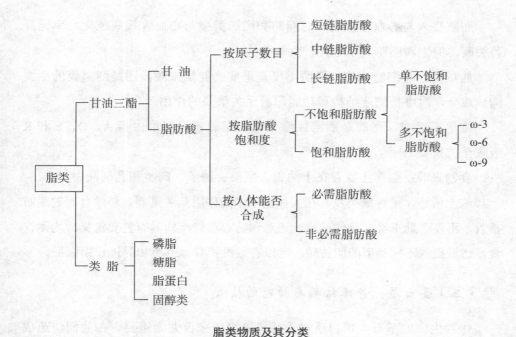

脂类物质及其分类

脂肪酸类型：食物中的脂肪酸是含有饱和或不饱和脂肪族长链的羧酸的混合物。

健康影响：脂肪类型和摄入量对健康的影响显著。饱和脂肪酸（SFA）和反式脂肪酸（TFA）与总胆固醇和低密度脂蛋白（LDL）胆固醇水平及心血管疾病风险密切相关。

心血管疾病与脂肪：减少摄入饱和脂肪酸与降低心血管疾病风险相关，尤其当被多不饱和脂肪酸取代时。

动脉粥样硬化：心血管疾病的早期病变可能从儿童期开始，与血脂异常及其他心血管危险因素正相关。

机制探索：膳食脂肪可能通过炎症和氧化应激机制影响心血管健康。多不饱和脂肪酸可以减少炎症和活性氧的产生，有助于心血管健康。饱和脂肪酸和反式脂肪酸增加促炎和氧化应激，可能导致心血管疾病的发展。

地中海饮食：地中海饮食富含多不饱和脂肪酸和单不饱和脂肪酸（MUFA），饱和脂肪酸和反式脂肪酸含量低，被认为有助于减少心血管事件。

脂肪摄入与心血管疾病：总脂肪和脂肪类型与心血管疾病或死亡率无显著关联，但饱和脂肪与卒中存在负相关性。

能量供应与细胞构建：脂肪不仅是重要的能量来源，还是细胞膜的主要构成成分，对维护细胞结构和功能起着至关重要的作用。

维生素运载：脂肪是脂溶性维生素的运载者，对维生素 A、D、E 和 K 吸收至关重要。

食物来源：脂肪主要存在于油脂、坚果、种子、肉类和乳制品中。

综上所述，了解脂类及其在人体健康中的作用至关重要。科学合理的脂肪摄入，不仅有助于维持身体健康，还对预防心血管疾病具有重要意义。均衡饮食，适量摄入不同类型的脂肪酸，可以有效维护身体健康和促进长期福祉。

（三）蛋白质：身体结构与功能的核心

作为生命的基石，蛋白质对于儿童青少年来说尤为重要。在他们快速成长的岁月里，蛋白质不仅是构建肌肉、骨骼和器官的关键材料，更是支撑健康发育的必需营养。就像搭建一座大楼需要充足的砖石和水泥，孩子们的身体需要充足的蛋白质支持他们的成长。举个例子，对于 4 至 7 岁的孩子而言，每天每千克体重大约需要 0.86 克蛋白质。而到了青春期前期，这个需求量会增加到每天每千克体重大约 0.92 克。这个量的增加反映了青少年时期身体快速发展的需求，尤其是在支撑肌肉质量增加、红细胞的生成以及肌红蛋白（一种运输氧气的重要蛋白质）的合成方面至关重要。此外，蛋白质还在青少年身体的激素调节中发挥着不可或缺的作用。然而，蛋白质摄入不足可能导致一系列健康问题，包括生长发育和性成熟的延迟、肌肉质量的减少，甚至可能影响免疫系统的功能。因此，确保孩子们获得足够的蛋白质是每个家庭和社会的重要责任。

在日常饮食中，蛋白质的来源可以是多样化的。动物性蛋白质，如肉类、奶制品和鱼类，含有丰富的必需氨基酸，这些是人体无法自行合成、必须通过食物摄入的蛋白质构成部分。因此，动物性蛋白质通常被认为是高质量的蛋白质来源。另一方面，植物性蛋白质，如豆类、坚果和全谷物，虽然在某些必需氨基酸的含量上可能不及动物性蛋白质，但它们同样是优质蛋白质的重要来源，并且含有丰富的膳食纤维和其他营养素。总之，蛋白质的摄入对儿童青少年来说是一项重要的健康投资。通过多样化的膳食选择和合理的营养规划，人们可以为下一代提供强壮的身体基础和健康的未来。

儿童青少年日常膳食中蛋白质的摄入对于补充体内的蛋白质周转和满足生长发育的需求是十分必要的。青少年对蛋白质的较高需求对于支持肌肉质量、红细胞和肌红蛋白的增加以及支持体内激素变化也是十分必要的。蛋白质摄入不足会导致生长发育和性成熟延迟、肌肉质量减少甚至免疫缺陷等问题。食物中的蛋白质既可以来源于动物，也可以来源于植物。与植物性蛋白质相比，动物性蛋白质含有更多数量和种类的必需氨基酸，因此，这些蛋白质通常被认为具有更高的质量。

想象一下，人体蛋白质就像一座由 20 种不同的"砖块"构建的宏伟建筑。这些"砖块"实际上是 20 种独特的氨基酸，它们通过所谓的肽键紧密连接，共同构成了蛋白质这个复杂的结构。这些蛋白质在人体中扮演着多种至关重要的角色：它们不仅构建和修复人体的组织，还参与代谢调节、信号传递等多种生物功能。

这 20 种氨基酸包括丝氨酸、色氨酸、缬氨酸、亮氨酸、异亮氨酸、苏氨酸、苯丙氨酸、赖氨酸、组氨酸、丙氨酸、蛋氨酸、脯氨酸、酪氨酸、天冬氨酸、谷氨酸、天冬酰胺、谷氨酰胺、甘氨酸、半胱氨酸和精氨酸。实际上每种氨基酸都是独一无二的。

这些氨基酸可以被分为三类：必需氨基酸、非必需氨基酸和条件必需氨基酸。必需氨基酸是指那些人体无法自行合成，或者合成速度无法满足需求的氨基酸，因此必须通过食物摄入。对成人来说，必需氨基酸包括赖氨酸、色氨酸、苯丙氨酸、蛋氨酸、苏氨酸、异亮氨酸、亮氨酸和缬氨酸；对婴儿而言，组氨酸也是必需的。缺乏这些氨基酸可能会影响健康。

非必需氨基酸是人体能自行合成的，包括丙氨酸、精氨酸、天冬酰胺、天冬氨酸、谷氨酸、谷氨酰胺、甘氨酸、组氨酸、脯氨酸和丝氨酸等。尽管它们被称为"非必需"，但它们同样对维持生命至关重要。

条件必需氨基酸，如半胱氨酸和酪氨酸，在某些特定条件下，如疾病或极度应激状态下，人体的合成速度无法满足需求，因此它们也需要从食物中获得。

总的来说，这些氨基酸的协同作用，就像是精密运作的机器，确保人们的身体能正常运行。

蛋白质是构成肌肉、骨骼、皮肤、头发等人体组织的重要成分。它还参与到酶和激素的合成中，对免疫系统和细胞修复都具有至关重要的作用。蛋白质丰富的食物包括肉类、鱼类、禽类、豆类、乳制品和坚果。

三、膳食纤维：肠道健康的隐形守护者

如果日常饮食是一幅丰富多彩的画作，那么膳食纤维就像是这幅画中不可或缺的线条，给予画作结构和形状。膳食纤维对人们的健康发挥着重要作用。从化学角度看，膳食纤维属于碳水化合物的一种，但它与人们常说的糖类是有所不同的。碳水化合物基于分子大小分类：单糖和大多数低聚糖是小分子，可以被人体消化吸收，而多糖（包含 10 个或更多单糖单元）通常不可被消化。根据研究，葡萄糖分为 α- 葡萄糖和 β- 葡萄糖，多个 α- 葡萄糖相互脱水可以生成淀粉，而多个 β- 葡萄糖可以相互脱水生成纤维素，即膳食纤维。膳食纤维的种类繁多，主要来源于植物。在人的肠道中，这些纤维不会被完全消化，但它们在这里扮演着非常重要的角色。按照水溶性，膳食纤维可以分为两类：可溶性和不溶性。可溶性纤维主要来自水果和蔬菜，包括果胶、β- 葡聚糖等亲水胶体；不溶性纤维主要来自谷物和全谷物产品，如纤维素、半纤维素和木质素。

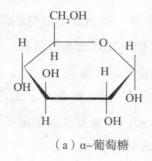

（a）α- 葡萄糖

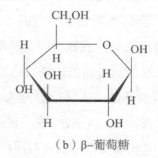

（b）β- 葡萄糖

（c）很多α-葡萄糖相互脱水生成了淀粉

（d）很多β-葡萄糖相互脱水生成了纤维素

纤维素和淀粉的分子结构差异

在自然界中，大多数高纤维食物都含有这两种类型的纤维。可溶性纤维容易被肠道中的微生物发酵，从而对人们的健康产生积极影响。全谷类，如玉米、高粱、糙米、全麦粉、小米、燕麦；豆类，如红小豆；蔬菜，如菠菜和芹菜都是优秀的膳食纤维来源。

虽然膳食纤维不是传统意义上的必需营养素，它却在维持人们的肠道健康中扮演着关键角色。它不仅有助于调节肠道内的微生物群落，还能减缓碳水化合物和脂肪的吸收，这对于预防多种疾病，包括心血管疾病、结肠健康问题、肠道蠕动不良和结直肠癌等，都具有重要意义。目前，对于成人的膳食纤维摄入量，不同国家的建议略有差异，但普遍认为男性每天应摄入30～35克，女性则是25～32克。然而，现实情况是，许多人的摄入量还远远未达到这一标准。对于儿童青少年来说，膳食纤维的摄入同样重要，建议量分别是每天至少10克和25克。

总而言之，膳食纤维在人们的饮食中扮演着重要角色。适量摄入膳食纤维，对于维护人们的整体代谢健康至关重要，还能在一定程度上降低某些疾病的风险，甚至影响人们的寿命。因此，富含膳食纤维的饮食，就像是送给身体的礼物。

四、微量营养素：维持生命机能的微观英雄

在人体这座错综复杂的生物工厂中，微量元素和维生素虽然在体内是"微量"，但它们在维持身体机能上的作用是无可替代的。人们将这些重要的物质统称为"微量营养素"，它们虽然在体内的含量极其微小，日需量大约仅100毫克，却对人体的基本代谢反应至关重要。微量营养素的作用宛如一把钥匙，能够开启和调节人们身体中众多的生化反应。它们在酶系统中担任催化剂的角色，有的作为辅因子，有的则是构成金属酶的关键组成部分。除此之外，这些微量营养素还在抗氧化作用、调节细胞免疫功能和促进伤口愈合等方面发挥着不可或缺的作用。随着人体的成长，尤其是在青春期这个生长的高峰时期，对微量营养素的需求会有所增加。在这一时期，身体对钙、铁、锌和叶酸等微量营养素的需求显著增加。因此，青少年在这一关键时期应该保持多样化的饮食，以确保摄入足够的微量营养素。这些营养素可以从谷物、豆类、水果、蔬菜、鸡蛋、牛奶、鱼和肉等食物中获得。在众多的微量元素中，人们常提及的是矿物质，如锌、铁、铜、碘、氟和硒等。这些矿物质在人们的身体中扮演着多种角色，从帮助构建骨骼和牙齿到保持神经系统和肌肉的正常功能，再到支持免疫系统和生殖系统的健康运作，它们的作用不容小觑。表3-1为常见的微量元素缺乏及其引发的骨骼问题。

表3-1　常见的微量元素缺乏及其引发的骨骼问题

微量元素缺乏	相关的骨病
锌缺乏	骨质疏松、儿童佝偻病、韧带骨化
铜缺乏	骨质疏松、软骨病
氟缺乏	骨质疏松、儿童骨畸形、佝偻病
锰缺乏	缺血性坏死性骨病、先天性骨骼畸形
铁缺乏	骨质疏松、骨质增生

青春期是身体对微量营养素的需求高峰。青春期的身体就像一座快速建造

的摩天大楼，而这座大楼的建设离不开钙这种关键的建材。在生命的旅程中，青春期是对钙需求最为迫切的时期，因为这是骨骼生长最为迅速的阶段。目前，科学界还在探究如果青少年时期缺乏钙，成年后是否能完全恢复，以及这是否会增加他们未来患骨质疏松症的风险。因此，确保青少年摄入足够的钙质显得尤为重要。铁元素在青春期也非常关键，它对于增加肌肉质量和促进红细胞生成至关重要。根据世界卫生组织（WHO）的指南，学龄儿童和青春期女孩每日的铁补充推荐剂量为 30～60 毫克。此外，由于快速生长，青少年对锌的需求量较大。锌的不足可能导致生长迟缓、食欲减退和性腺功能减退等症状。推荐青少年每天摄入大约 11 毫克的锌。叶酸摄入不足也是许多青少年面临的问题，这可能导致贫血和血浆同型半胱氨酸水平升高。对于这个年龄段的人群，叶酸的日需求量估计为 400 微克。人们必须意识到，微量营养素的缺乏是全球疾病负担的一个主要潜在因素。例如，缺铁和缺铁性贫血在与微量营养素缺乏相关的失能调整生命年（DALY）中占据了大部分。值得注意的是，在青春期，女性的缺铁和缺铁性贫血患病率高于男性。碘缺乏症是微量营养素缺乏症中的严重情况，它在青少年中也相对较为常见。在这个充满变化和挑战的青春期，保证足够的微量营养素摄入，对于青少年的健康成长至关重要。通过均衡的饮食和必要的营养补充，人们可以帮助青少年建立坚实的健康基础，迎接成长的挑战。

五、水：生命之源的不可替代之液

如果身体是一棵茂盛的树，那么水就是滋养它的生命之源。水是人类和所有生物体赖以生存的基础，占人体体重的大约三分之二。这种看似普通的物质，实际上与生命的维持紧密相关。人们可以几天甚至一两周不吃食物，但如果没有水，生命很快就会走到尽头。一旦人体失去大约 20% 的水分，生命便无法维持。

科学研究揭示，仅靠饮水，人可以生存数十天，但如果不补充水分，无论是通过饮用还是其他方式，生命通常在 10 天左右就会结束。这凸显了水对于生物体的重要性。当水损耗达到体重的 5% 时，人们就会经历中等程度的脱水，这会限制其活动能力；而当水损耗达到 10%，则会遭受严重的脱水；

损耗达到 20% 时，则可能导致生命终止。因此，在所有营养素中，水无疑是最重要的。

水的主要来源包括自然界的水体，以及人们日常饮食中的水分。人们日常摄入的水，不仅来自直接饮用的水和软饮料，还包括果汁、牛奶、咖啡、茶，甚至酒精饮品。近年来，人们逐渐意识到食物水分对总饮水量的重要贡献，但这一比例因国家而异。例如，在欧洲，食物中的水分约占总饮水量的 20%～30%，而在中国，这一比例高达 40%，这反映了中国日常饮食中汤和液体食物的普遍性。

多喝水对健康至关重要。然而，在日常生活中，许多人对正确的饮水方法知之甚少，也未能形成刻意饮水的习惯。事实上，适当的饮水技巧是非常重要的。例如，饭后大量饮水可能会稀释胃内的消化液，从而影响消化功能。过量饮水也可能导致低血钠症，对肾脏造成负担，甚至引发水中毒。因此，对于儿童青少年而言，合理补充水分尤为重要，不应等到口渴时才饮水，也不应在饭后大量饮水。特别是在摄入较多盐分或蛋白质的时候，应适当增加饮水量。对于正常人来说，每天的理想饮水量应在 2 500 毫升至 3 500 毫升之间。当然，由于个体差异，每个人的实际需求量可能有所不同，但最重要的是保持身体水分的充足，以维护健康和生命的活力。

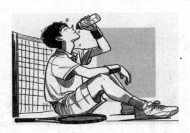

合理饮水有助于儿童青少年健康

第二节　儿童期的营养之旅

在孩子们从儿童期走向青春期的这段成长旅程中，营养的角色就像是搭建他们健康未来的关键砖石。在这个阶段，他们的身体正在快速地生长和发育，因此需要足够的营养支撑这一过程，并避免营养不良的风险。随着青春期的到来，身体的能量需求也相应增加。每天所需的能量通常在 2 500 至 3 000 千卡之间。在这个阶段，长期低热量饮食可能会影响孩子的性成熟过程和基本的生长发育。然而，摄入过多高热量食物，则可能导致超重和肥胖，这是一个严重的健康问题。肥胖的儿童青少年更有可能在成年后继续保持肥胖状态。儿童青少年时期的肥胖不仅影响身体健康，可能导致 2 型糖尿病、心血管疾病、高血压和骨质疏松症等慢性疾病，还可能对心理健康造成严重影响，包括学业和社交适应能力的障碍、自尊心的下降，甚至可能导致抑郁。因此，预防儿童青少年肥胖至关重要。为了预防和控制肥胖，人们需要采取有效的干预措施。这些措施包括限制高热量食物的摄入，增加蔬菜和水果的摄入量，保持规律的饮食习惯。此外，减少看电视或玩电子设备的时间，并增加体育活动，也是预防儿童青少年肥胖的重要策略。

在这个关键的成长阶段，正确的营养摄入不仅是孩子们健康成长的基石，还是他们快乐成长的保障。通过均衡的饮食和健康的生活方式，人们可以帮助孩子们形成强健的体魄和建立坚实的心理基础，为他们未来的生活打下良好的基础。

一、营养与儿童健康：塑造未来的关键

如果儿童的成长过程是一幅精致的画作，那么营养就是画家的调色盘。营养摄入和饮食行为不仅密切相关，而且与许多健康状况紧密相连，包括冠心病、肥胖症、糖尿病和某些类型的癌症。这已被大量的科学证据所支持。饮食行为在整个童年和青春期都至关重要，而且童年时期养成的饮食习惯往往会延续到成年。过去几十年中，随着生活方式的变化，人们的饮食结构发生了显著变化。现代饮食中普遍含大量精制糖、盐、饱和脂肪酸和蛋白质，以及质量较低的营养素。此外，久坐行为的普遍增加，共同导致与饮食相关的慢性疾病的迅猛增长，这给发达国家和发展中国家的公共卫生系统带来了新的挑战。然而，健康的饮食习惯可以对多种慢性和代谢性疾病产生阻止作

用，包括肥胖、糖尿病、心血管疾病、神经退行性疾病和癌症。例如，地中海地区的人们长期以来一直遵循传统的地中海饮食模式。这种饮食模式的特点是大量摄入蔬菜、豆类、水果、坚果和未精制谷物，以及乳制品和富含健康脂肪的初榨橄榄油，同时保持低水平的饱和脂肪和糖分摄入。

在人生关键的成长阶段，合理的营养摄入和健康的饮食行为，不仅对儿童的身体健康至关重要，还对他们的心理和社会适应能力有着长远的影响。通过教育和实践，人们可以帮助孩子们建立起健康的饮食习惯，为他们的未来打下坚实的基础。

	6～10岁	11～13岁
盐	<4 克/天	<5 克/天
油	20～25 克/天	25～30 克/天
奶及奶制品	300 克/天	300 克/天
大豆	105 克/周	105 克/周
坚果	50 克/周	50～70 克/周
畜禽肉	40 克/天	50 克/天
水产品	40 克/天	50 克/天
蛋类	25～40 克/天	40～50 克/天
蔬菜类	300 克/天	400～450 克/天
水果类	150～200 克/天	200～300 克/天
谷类	150～200 克/天	225～250 克/天
薯类	25～50 克/天	25～50 克/天
水	800～1000毫升/天	1100～1300毫升/天

儿童期的合理营养

二、学龄前期儿童的营养与生活方式：打造健康的未来基石

众所周知，虽然学龄前期儿童的生长发育速率较婴幼儿时期略有下降，

但它仍然处于一个相对较高的水平。这一时期的生长发育情况直接影响孩子青少年时期乃至成年后的健康，特别是肥胖和慢性病的风险。因此，这一阶段孩子的饮食和生活方式对他们的未来健康至关重要。在学龄前期，孩子的大脑和神经系统逐渐趋于成熟，他们的饮食开始逐步接近成人的膳食结构。这个时期正是培养良好饮食习惯和健康生活方式的关键时刻。家长和监护人在这一时期应该给予孩子充足的营养支持，以满足他们不断增长的需求，并引导他们做出健康的饮食选择，培养对健康食物的偏好。除了饮食，适当的体育锻炼和充足的睡眠对学龄前儿童的全面发展同样重要。家长和监护人应该鼓励孩子参加各种户外活动，限制他们使用电子产品的时间，并确保他们有足够的休息时间。这样的健康生活方式将帮助孩子们维持健康的体重和身体状况，有效减少未来患肥胖和慢性病的风险。总而言之，学龄前期是孩子健康发展的一个关键时期。家长和监护人在这一时期的支持和引导至关重要。他们不仅要关注孩子的营养摄入，还要关注他们的整体生活方式，帮助孩子们养成良好的饮食和生活习惯，为他们的未来健康打下坚实的基础。

三、能量摄入：儿童成长的动力源泉

（一）能量摄入与儿童健康成长

在儿童的成长过程中，能量摄入的重要性显得尤为关键。能量摄入不仅是为了满足孩子们的基础代谢和身体活动所需，还包括食物热效应和支持身体的生长发育。一般而言，人体一日的能量消耗包括基础代谢、食物热效应及身体活动，对于儿童的能量摄入，除了考虑这几部分之外，还要考虑其生长发育额外需要的能量摄入，尤其是在学龄前期，这一时期被视为孩子们生长发育的黄金阶段。如果这个阶段能量摄入长期不足，孩子可能会面临生长发育迟缓、消瘦、缺乏活力，甚至是大脑和神经系统发育不全的风险。因此，作为家长和监护人，确保孩子们摄入足够的能量，以支撑他们的全面成长，成为一项不可或缺的责任。孩子的饮食应当包含全麦面包、全麦意面、土豆、牛奶、鸡蛋、坚果和健康油脂等各类富含能量的食物。同时，多样化的蔬菜和水果的摄入，可以为孩子提供必需的维生素和矿物质，促进他们的全面发育。

（二）健康能量平衡的维持

　　根据《中国居民膳食营养素参考摄入量（2023 版）》，3 ～ 6 岁儿童的建议每日能量摄入范围为 1 300 ～ 1 700 千卡。家长应依据孩子的具体情况和活动水平合理安排饮食，以满足他们的能量需求。随着孩子年龄的增长，他们的膳食结构和能量来源也会逐渐变得多样化。例如，3 岁儿童的脂肪供能比例为 35%，而 4 ～ 6 岁儿童则需要 20% ～ 30% 的脂肪供能；碳水化合物则成为学龄前儿童能量的主要来源，供能比例为 50% ～ 65%。考虑到学龄前儿童单位体重的能量需求量高于成人，这是因为他们的能量需求不仅涵盖了基础代谢和身体活动，还包括了组织生长所需的能量储备。为了满足这一需求，家长和监护人需要确保孩子们的饮食均衡，包括富含脂肪、碳水化合物和蛋白质的食物，如鱼类、坚果、全麦食品、水果和蔬菜等。除了饮食之外，适量的体育锻炼对于维持学龄前儿童的健康发育也是至关重要的。通过参与户外活动和体育运动，孩子们不仅可以有效消耗多余的能量，还能保持健康的体重和良好的身体状态。此外，良好的睡眠习惯对于维持健康的能量平衡也十分关键，充足的睡眠有助于保持正常的新陈代谢，促进身体的能量平衡。综上所述，家长和监护人应当在孩子的饮食、运动和睡眠方面给予充分的关注和指导，以帮助他们维持健康的能量平衡，促进其健康成长和全面发展。

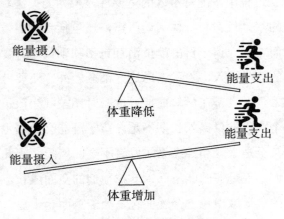

能量平衡直接影响体重变化

第三节　成长与营养：青春期的关键营养需求

青春期是一个关键的发展阶段，它涉及身体和生理上的多重变化。这个阶段不是一成不变的线性过程，而是一个由青春期初期逐渐过渡到完全性成熟的阶段，期间身体会经历显著的生长加速、身体成分的变化，以及第二性征（如男性的喉结和女性的乳房发育）的出现。在这一阶段中，营养扮演了至关重要的角色。它不仅影响着青春期发育的启动，也决定了这一过程的顺利进行。适当的营养供应是确保青春期生长发育按正常的时间和节奏进行的关键。由于青春期的生长速度加快，青少年的营养需求也随之增加，这不仅包括日常所需的宏量营养素，如蛋白质和脂肪，也包括微量营养素，如铁、钙、锌和叶酸。这个时期的快速生长和骨骼的增长尤其需要更多的营养。如果在青春期遭遇中度到重度的营养不良，无论是原发性的（由于摄入不足造成的）还是继发性的（由于疾病等其他因素造成的），都可能对青春期的发展产生负面影响。特别值得注意的是，在青少年中，营养不足和神经性厌食症的发生率相对较高。这些营养问题不仅会影响青春期的发育，还可能对他们成年后的身体健康造成长远的风险。因此，确保青少年在这个关键时期获得充足的营养，对于他们的健康成长至关重要。

一、青春期生长：身高与体重的迅速变化

在青少年的生命历程中，青春期是一个独特的阶段，特别是在身高和体重的迅速增长方面。这一时期的生长速度之快，在人类甚至其他灵长类动物中都是罕见的。这种显著的生长发生在身体的所有长骨和大部分骨骼中。对于女孩来说，青春期的生长高峰通常开始于 9 到 10 岁，而男孩则稍晚一些，一般在 11 到 12 岁。需要注意的是，不同个体和群体之间在这方面存在显著差异。男孩在青春期的生长速度和持续时间都通常大于女孩，这也部分解释了成年男性和女性之间平均身高的差异。

值得关注的是，大约 10% 的女孩（尤其是那些晚熟的）可能会经历较少的生长突增甚至没有这一阶段。此外，青春期也是骨密度增长的关键时期。在女性和男性中，腰椎的骨矿物质量分别在 9 至 15 岁和 11 至 17 岁期间翻倍。约 40% 的最高骨密度是在坦纳（Tanner）II 期到 V 期之间获得的，特别是在 III 期和 IV 期之间增长最快。整个青春期，男女两性的骨量都在持续增加。使用双能 X 射线吸收法（DEXA）和量化计算机断层成像（CT）等先进技术，人们可以看到青春期骨量的显著增加。值得注意的是，雌激素水平在青少年男女骨矿物质增加中发挥着至关重要的作用。因此，青春期的生长是一个复杂的生物过程，受到激素、遗传、环境和营养等多种因素的共同影响和调节。

二、青春期的营养需求与挑战

青春期不仅是个体成长的关键时期，也是营养需求特别重要的阶段。在这个阶段，营养的目标应该包括以下几点。

● 提供必要的营养支持，确保支持身体和认知的健康成长。

● 储备足够的营养，以对抗未来可能出现的疾病，为成年生活打下坚实基础。

● 预防成人期可能出现的与营养有关的疾病。

● 培养健康的饮食习惯和生活方式，为长期健康奠定基础。

在青春期的快速成长阶段，均衡的健康饮食对于确保正常生长和青春期发育至关重要。不当的营养，如过量摄入某些蛋白质、脂肪、矿物质和维生素，可能导致青春期过早开始。重要的是，要注意宏量营养素（如必需氨基酸和必需脂肪酸）和微量营养素（如铁、锌、维生素 D）的不足会明显延迟生长发育。

了解青春期能量需求的变化对于制定有效的预防性饮食干预措施至关重要。然而，由于研究方法的差异，目前关于青少年习惯性饮食摄入的数据仍然不足。观察到的饮食行为从特定食物或食物群到更广泛的饮食模式不等，导致结果多样。一般来说，肥胖的青少年比同龄人身高更高，生长速度更快，骨骼成熟也更早。目前，在发达国家和发展中国家，由于能量过量摄入和身体活动减少，青少年青春期开始的年龄有所下降，也伴随着体重相关的变化。这一趋势提醒人们，青春期营养管理不仅要关注营养不足的问题，也要重视过量摄入和生活方式不健康带来的挑战。因此，对青少年进行营养教育和健康生活方式的指导，成为一项重要的公共卫生任务。

三、青春期营养管理：综合策略与实践

青春期是每个人生命旅程中的一个关键转折点，这个阶段的身体、心理发展极为迅速。在这一时期，全面而多元的营养管理策略显得尤为重要。有效的营养管理不仅包括健康教育和营养指导，还应涉及免疫服务、心理社会支持、伤害预防、药物滥用防治、性与生殖健康教育以及传染病和慢性疾病管理等多个层面。这要求跨学科的合作，以及在个人、家庭和社会多个层次上的综合干预，以满足青少年在这一人生阶段面临的复杂和多变的需求。为促进青少年的整体健康和营养状况，以下几个关键措施不可或缺。

● 以食物为基础的战略：通过调整饮食结构和加强食品营养，确保青少年能够获得必需的、均衡的营养。这包括推广种类繁多、含有关键微量营养素的食物，以支持他们快速增长的身体需求。

● 改善饮食行为：教育青少年建立健康的饮食习惯，并通过改变生活环境促进良好习惯的养成。这不仅仅是增加对均衡饮食重要性的认识，更包括改善健康食品的可获得性和可负担性。

● 基于学校和社区的营养干预：通过学校的营养教育课程和社区的健康促进活动，利用教育和行为改变策略，动员家庭和社区参与，共同支持青少年健康饮食习惯的形成。

● 控制微量营养素缺乏：通过特定的补充计划和干预措施，如提供富铁、锌、维生素 A 和碘的食品，预防和治疗微量营养素缺乏症。

● 定期进行营养评估与咨询：定期对青少年的营养状况进行评估，并提供个性化的营养咨询服务，帮助他们理解并应对生长发育中的营养挑战，从而促进健康成长。

这些措施不仅有助于提升青少年的生理健康，还有益于他们的学习成

绩、情绪管理和社交能力的发展。科学合理的营养管理策略能够帮助青少年建立终身受益的健康饮食模式，为他们的未来奠定坚实的基础。通过这样全方位的关注和支持，人们可以共同期待一个更加健康、活力四射的下一代。

四、青少年营养管理与健康补充品使用

在针对青少年营养管理的科普探讨中，人们必须承认一个基本的现实：青少年群体在生理和生活环境上的多样性要求人们在不同国家和社区，根据当地的文化背景、经济条件和社会环境，设计出切合实际的营养管理方案。适应性策略的实施不仅能够提升青少年的健康水平，还能为他们的全面发展奠定一个坚实的营养基础。对于青少年健康补充品的使用，人们必须面对一个更为复杂的挑战。虽然在特殊营养需求或特定健康状况下，补充品的使用可能是必要的，并且可以安全地满足这些需求，但对于绝大多数健康的青少年而言，过多依赖这些补充品是没有必要的，有时甚至可能是有害的。一些研究指出，尽管缺乏确凿的科学依据证明补充品对青少年健康有实质性好处，但其使用率高得惊人，根据某些统计，这一数字在 10% 至 70% 之间。值得注意的是，一些常见的健康补充品，如氨基酸、β- 羟基 -β- 甲基丁酸酯（一种增肌补充品）、肉碱、肌酸（用于增强肌肉力量）、维生素、咖啡因和碳酸氢盐等，在特定情况下可能有其特定用途。但在没有专业医疗建议的情况下，青少年广泛使用这些补充品可能带来健康风险。例如，尽管肌酸可用于提高运动性能，但青少年在生长发育关键期滥用它可能会产生负面影响。咖啡因等兴奋剂的过量使用，同样可能会导致睡眠障碍和焦虑等问题。因此，对于青少年及其家长来说，在考虑使用任何补充品之前，咨询医生或营养专家以获得个性化健康建议是至关重要的。人们必须确保补充品的使用是基于安全性和实际必要性的评估，并且是在专业指导下进行的。总结来说，青少年的营养补充应当是基于专业健康评估和对个体需求的精准分析，而非盲目追求流行趋势或受到误导性广告的影响。科普读物在传递这些信息时，应当强调科学和安全的原则，促进公众对于健康营养的正确理解。

	14～17岁
盐	<5 克/天
油	25～30 克/天
奶及奶制品	300 克/天
大豆	105～175 克/周
坚果	50～70 克/周
畜禽肉	50～75 克/天
水产品	50～75 克/天
蛋类	50 克/天
蔬菜类	450～500 克/天
水果类	300～350 克/天
谷类	250～300 克/天
薯类	50～100 克/天
水	800～1 400 毫升/天

青少年合理营养

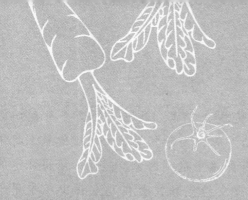

第四章

儿童青少年的生酮饮食

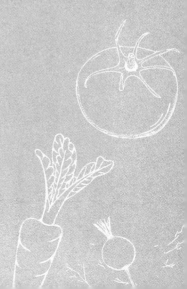

生酮饮食，这一历史悠久的饮食方式，最初是作为多种疾病的辅助治疗方法而被广泛应用。近年来，由于其显著的减肥效果，越来越多的儿童、青少年和年轻人开始采用这种饮食。然而，值得注意的是，目前尚缺乏充分的科学证据支持生酮饮食在儿童青少年中用于体重控制的适宜性。生酮饮食的特点在于高脂肪、低碳水化合物和适量蛋白质的摄入比例，但这种不平衡的营养结构可能会对长期进行此类饮食的人群产生不利影响。因此，对于这些人群进行全面的临床评估，监测他们的生长发育和营养状态，了解潜在的副作用，是至关重要的。生酮饮食的核心原理是通过减少碳水化合物的摄入，促使身体进入一种名为"酮症"的代谢状态，进而使用酮体作为主要能量源。这种饮食模式在治疗诸如癫痫、肥胖症、代谢综合征和糖尿病等疾病方面已显示出显著效果。除此之外，生酮饮食还被认为具有抗氧化、抗炎和抗肿瘤等潜在益处。然而，尽管生酮饮食在某些疾病的治疗中表现出优势，但它同样伴随着一些潜在的副作用和风险。由于这种饮食模式限制了碳水化合物的摄入，可能会导致维生素、矿物质和膳食纤维等关键营养素的缺乏，从而对健康产生负面影响。此外，生酮饮食可能会引起饮食不平衡、肠道菌群失衡和代谢紊乱等问题。特别是在儿童身上，生酮饮食对生长和营养状态的长期影响尚未被完全了解。因此，在开始生酮饮食前，人们应考虑预防性地补充微量营养素，以确保身体得到必要的营养支持。

第一节　生酮饮食及其发展

　　地中海饮食是一种传统的饮食模式，主要包括橄榄油、丰富的新鲜蔬菜和水果、豆类、坚果、鱼类以及适量的红酒。这种饮食的特色在于尽可能减少红肉、加工肉类、高脂肪乳制品和甜食的摄入。研究表明，地中海饮食对健康有着诸多益处，特别是在降低慢性疾病风险和改善整体健康状况方面。然而，近年来，随着医学研究者深入探索不同饮食模式的潜在益处，生酮饮食逐渐受到更多的关注。生酮饮食的目标是达到一种被称为"营养性酮症"的代谢状态，通过严格限制碳水化合物的摄入、适度调节蛋白质摄入量以及增加能量来源的脂肪摄入来实现。从理论上讲，这种限制碳水化合物的做法会促使身体从依赖葡萄糖代谢转向以脂肪为主要能源，利用由脂肪代谢产生的酮体。最近对低碳水化合物、高脂肪饮食（如生酮饮食）的研究揭示了它在多个方面的潜在益处，包括助力减肥、逆转代谢综合征的症状、减少甚至消除 2 型糖尿病患者对胰岛素的需求、减轻炎症、影响表观遗传特征、调整肠道微生物组成、改善血脂特征、作为癌症治疗的辅助手段，甚至在延长寿命和改善大脑功能方面显示出潜力。尽管这些研究成果令人鼓舞，但生酮饮食的长期影响和适用人群仍需更多科学研究进一步验证和理解。

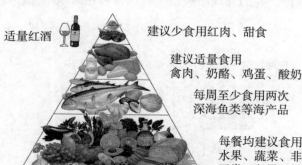

适量红酒　　　　　　　建议少食用红肉、甜食

建议适量食用
禽肉、奶酪、鸡蛋、酸奶

每周至少食用两次
深海鱼类等海产品

每餐均建议食用
水果、蔬菜、非精制谷类、
豆类、坚果、橄榄油

地中海饮食模式

一、生酮饮食释义

生酮饮食（ketogenic diet, KD），可以说是一种特别设计的饮食模式，近年来已经成为医学和营养学领域的热点话题。这种饮食模式的核心原则是显著减少碳水化合物的摄入，增加脂肪的比例，从而引发一系列复杂的生理变化。在碳水化合物摄入量大幅下降的情况下，身体开始转变能量来源，从依赖葡萄糖转向利用酮体（β-羟基丁酸、乙酰乙酸和丙酮）作为主要能源。这个过程称为"营养性酮症"。实际上，生酮饮食最初是作为一种医疗干预措施，广泛应用于儿科癫痫患者的治疗。在过去的研究中，它显示出了显著的效果，能有效降低癫痫发作的频率和严重程度。不仅如此，随着对其作用机制的深入研究，生酮饮食也被提议用于治疗其他疾病，如癌症、肥胖症，以及一些遗传性神经和代谢紊乱。对于儿科患者而言，生酮饮食的优势不仅限于控制癫痫，还包括减轻体重和改善胰岛素敏感性，从而对孩子的整体健康产生积极影响。随着生酮饮食的普及，医学界和营养专家们开发出了多种该饮食的变种，以适应不同患者群体的需求和偏好，包括改良的生酮饮食、中链甘油三酯生酮饮食和修饰阿特金斯饮食等，每种都有其独特的宏量营养素比例。这些变种的目的是为患者提供更多样化的选择，同时减少传统生酮饮食可能引起的不适感和副作用。例如，一些变种可能会增加蛋白质的比例，以满足体育运动员或重建期患者的特殊营养需求。这些在生酮饮食领域的创新和进步不仅拓宽了其在临床治疗中的应用范围，也为研究人员提供了新的视角来理解和治疗相关疾病。随着更多临床试验和研究的进行，人们有理由相信生酮饮食将在未来的医疗健康领域扮演更加重要的角色。

普通饮食　　　　　　　　　　生酮饮食

以谷物主食为主，兼有蔬菜、　　　鱼、肉、蛋、优质脂肪、
瘦肉、鱼类、植物油　　　　　　低糖蔬菜、严格限制糖、
　　　　　　　　　　　　　　　面、米等精致糖类食物

普通饮食与生酮饮食的对比

二、生酮饮食的发展历程

（一）禁食疗法：从古至今的医学探索之旅

自古以来，禁食作为一种治疗方法，其历史可追溯至希波克拉底时代。希波克拉底（约公元前 460 年—公元前 377 年），被誉为"医学之父"，他首次提出了禁食作为治疗各种疾病的可能性，其中包括癫痫。这种古老的治疗方法在历史长河中得以延续，直至 20 世纪初开始受到现代医学的重视。1911 年，法国医生圭尔帕（Guelpa）和玛丽（Marie）进行了一项具有里程碑意义的研究。他们首次记录了通过饥饿方式治疗癫痫的案例，这在当时是一个创新的尝试。他们对 20 名患有癫痫的儿童和成人进行了实验性治疗，并报告称在治疗期间癫痫发作的严重程度有所减轻。然而，这项研究由于缺乏具体的科学细节和系统的研究方法，其结果并未得到广泛认可。紧随其后的是贝尔纳·麦克法登的研究。麦克法登是一位健身爱好者，也是《体育文化》杂志的创始人。他在 1899 年创办的这本杂志中，刊登了关于通过适当的饮食和锻炼改善健康的文章。麦克法登提出，禁食三天到三周可以改善甚至治愈包括癫痫在内的多种疾病。他的这一理论在医学界引发了广泛的关注和讨论，推动了禁食作为治疗癫痫可能性的进一步探索。康克林博士最初是麦克法登的助手，他对禁食治疗癫痫的观点有着自己独特的理解。他认为癫痫的起源与肠道健康有关，可以通过治疗肠道问题来治愈癫痫。在他的手稿中，他建议禁食 18 ～ 25 天，或者直到个人身体能够承受的极限。康克林博士的这些理论和实践，为禁食作为治疗癫痫的方法提供了更加深入的理论基础，也为后来更系统、更科学的研究提供了重要的启示。总的来说，这些早期的研究和实践不仅为禁食作为一种治疗癫痫的方法奠定了基础，也开启了现代医学对此方法的科学探索之路。它们提供了关于禁食和人体健康之间复杂联系的初步解释，并激发了对更深层次医学研究的兴趣和需要。

（二）年龄与禁食疗法效果的相关性：对癫痫治疗的深入探索

禁食疗法在治疗癫痫方面的应用自康克林博士以来，已经取得了显著的成果，尤其是在不同年龄段的患者中表现出了不同的治愈率，揭示了年龄因素在治疗效果中的重要作用。康克林博士的研究报告指出，在 10 岁以下的儿童中，禁食疗法的治愈率高达 90%，而在 10 至 15 岁的青少年中，治愈率为 80%。这一数字在 15 至 25 岁的年轻人中降至 65%，并在 25 至 40 岁的成年人中进一步下降到 50%。对于 40 岁以上的患者，治愈率则相对较低，这一趋势引发了医学界的广泛关注。特别是内分泌学家盖林（H. R. Geyelin）对这一现象表现出浓厚的兴趣。1921 年，他在美国医学会大会上分享了利用禁食治疗癫痫的成功案例，并特别提到了禁食可能带来的认知改善效果。哈佛大学的斯坦利·科布（Stanley Cobb）博士和伦诺克斯（W. G. Lennox）博士对此表示出极大的关注，并开始探索为何饥饿状态能够成为一种有效的癫痫治疗方法。他们的研究揭示，在禁食过程中，患者的血清尿酸水平和酸中毒症状通常在两至三天后显现，这与癫痫发作的减少密切相关。这表明癫痫的治疗与身体的新陈代谢变化紧密相连，特别是在碳水化合物缺乏的情况下，身体转而燃烧脂肪以获取能量。与此同时，伍德亚特（R. T. Woodyatt）博士的发现为禁食疗法的生理基础提供了更深层次的理解。他指出，在饥饿状态或者采用碳水化合物极低、脂肪极高的饮食时，正常人体会产生丙酮和 β-羟基丁酸，这些物质的出现对于控制癫痫发作具有重要作用。这些研究成果不仅深化了人们对禁食疗法治疗癫痫机制的理解，也为未来的治疗策略提供了新的思路。通过这些科学探索，医学界对禁食疗法在癫痫治疗中的应用有了更全面、更深入的认识，为患者提供了更多的治疗可能性。

（三）生酮饮食：癫痫治疗的革命性进展

20 世纪初，美国梅奥诊所的怀尔德（R. M. Wilder）博士提出了一个开创性的理念，即通过诱导酮血症的方式模拟禁食对癫痫治疗的效果。这一思路的提出，不仅开辟了癫痫治疗的新途径，还引入了"生酮饮食"这一术语，描述了一种以高脂肪、低碳水化合物为特征的饮食模式。怀尔德博士的理论基于这样一个预测：生酮饮食能够模拟禁食的治疗效果，而且可以维持更长久的疗效。1925 年，梅奥诊所的彼得曼博士进一步完善了生酮饮食的实施细节，制定了一种计算方法，这在今天的治疗实践中依然得到应用。彼得曼博士的方案建议儿童每千克体重摄入 1 克蛋白质，每天限制碳水化合物摄入量在 10～15 克，其余所需热量全部由脂肪提供。这一饮食策略不仅为癫痫患者提供了一种新的治疗选择，也标志着对癫痫疾病管理方法的重大进步。自那以来近一个世纪的时间里，尽管医学界发展了多种治疗癫痫的方法，生酮饮食作为治疗难治性儿童癫痫的一种独特手段，仍广泛被世界各地的主要儿童医院采纳和推广。这种疗法背后的科学基础经历了巨大的变化和深入的研究，其有效性和对其机制的理解也随之增强。这种持续的科学探索和实践经验的积累，促成了专门针对生酮饮食的第一次国际会议的召开，标志着生酮饮食作为癫痫治疗方法在全球范围内的认可和重视。随着对生酮饮食科学基础的持续研究和新知识的不断涌现，这种饮食模式将继续为所有儿童提供更好的癫痫治疗效果。生酮饮食的这一重要遗产，不仅展示了其在癫痫治疗领域的创新性和有效性，更体现了它在现代医学中的持久贡献和影响力。

第二节 生酮饮食的生理学原理

一、酮体的生成过程

当人们实施禁食或显著减少碳水化合物的摄入时，身体会启动一系列复杂的代谢调整过程，以适应这种新的能量获取方式。在日常饮食中，葡萄糖是人们身体能量代谢的主要来源，它在三羧酸循环中发挥着至关重要的作用，这一循环是细胞产生能量的核心途径。特别地，草酰乙酸的生成是这一循环中的一个关键步骤，而这一步骤依赖于葡萄糖的供应。然而，在葡萄糖供应不足的情况下，如禁食或采取极低碳水化合物饮食时，草酰乙酸的产生会受到影响，进而影响整个身体的能量代谢。由于草酰乙酸在体温下不稳定，它的生成需要依赖于丙酮酸羧化酶这一特定的酶，并且这一过程还需消耗 ATP（即能量"货币"）。此外，值得注意的是，人的中枢神经系统不能直接利用脂肪酸作为能量来源，这意味着在正常饮食状态下，它几乎完全依赖于葡萄糖来满足能量需求。但在禁食或极低碳水化合物饮食的特殊条件下，身体转而产生大量的乙酰辅酶 A，这不仅影响了能量的产生路径，还导致了酮体（包括乙酰乙酸、β-羟基丁酸和丙酮）的过量生成。这些酮体在能量代谢中扮演着重要角色，特别是在葡萄糖供应受限的情况下，它们成为中枢神经系统的一个重要能量来源。这一转变不仅展示了身体应对能量危机的灵活性，也揭示了禁食和低碳饮食背后的科学原理，为人们理解这些饮食干预措施提供了深入的生理基础。

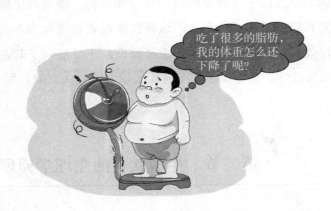

生酮饮食可以缓解肥胖

酮体的产生主要发生在肝脏中，这是一种精妙的生理机制，使得身体能够在特定条件下调整其能源利用方式。肝脏在这一过程中扮演着中心角色，它能够将脂肪酸转化为酮体，如乙酰乙酸、β-羟基丁酸和丙酮。然而，有趣的是，肝脏本身并不具备将乙酰乙酸重新转化为乙酰辅酶 A 的能力，这是因为它缺乏完成该转化所必需的特定催化酶。这意味着尽管肝脏是酮体的生产工厂，但它自身无法直接利用这些酮体作为能量源。在正常饮食条件下，大脑偏好使用葡萄糖作为其主要的能源，这一部分是因为葡萄糖和酮体在穿越血脑屏障进入大脑细胞时显示出相似的米氏常数（Km）。这个生物化学参数反映了酶与底物结合的亲和力，表明在正常情况下，葡萄糖和酮体都能有效地被大脑细胞利用。然而，在采用生酮饮食或长时间禁食的条件下，情况发生了变化。这时，酮体的浓度在血液中显著升高，达到了可以被大脑作为能源利用的水平。中枢神经系统开始适应这种新的能量环境，将酮体作为替代能源，以补偿葡萄糖供应的不足。这种代谢适应不仅展现了大脑对能源利用的灵活性，还揭示了生酮饮食及禁食对大脑功能维持的潜在支持作用。这种能力说明，在葡萄糖供应受限的情况下，大脑并非无助，而是能够利用酮体继续有效地进行其复杂的认知和物理功能。理解酮体的这一重要角色，不仅能够更深入地探索人体的代谢适应机制，还能够为某些神经系统疾病提供新的治疗思路，如癫痫等病状的管理，其中酮体的利用显示了改善患者状况的潜力。

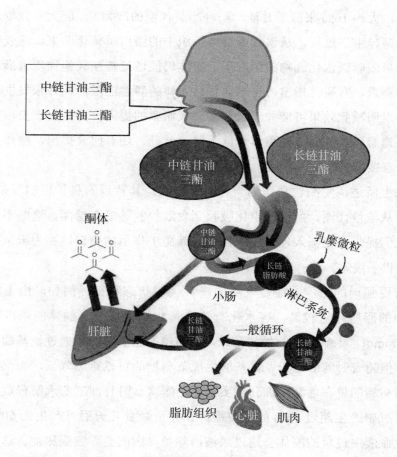

酮体的生成过程

二、生酮饮食体重控制的原理

生酮饮食在减肥治疗中的有效性及其作用机制是一个值得关注的话题。众所周知，越来越多的科学研究提供了强有力的证据，支持生酮饮食在减肥治疗中的有效性。然而，关于生酮饮食促进减肥的具体机制，学术界仍存在一些争议。一些研究认为，生酮饮食促使体重减轻的一个可能机制是通过增加酮体的排泄，从而导致能量的损失。这意味着身体在燃烧脂肪以产生酮体时，也在失去一部分能量。另一个观点是，生酮饮食中较高的蛋白质比例可能导致能量的"浪费"，因为蛋白质代谢需要消耗更多的热量。

在生酮饮食的第一阶段，人体每天需要大约 60～65 克葡萄糖。这些葡萄糖中，大约 16% 来源于甘油（一种脂肪代谢的产物），而大部分则通过所谓的"糖异生"过程，从饮食或身体组织中的蛋白质转化而来。这表明，即使在严格限制碳水化合物的情况下，身体仍能通过转换其他物质来满足对葡萄糖的需求。有研究指出，生酮饮食后人体的静息能量消耗并未发生显著变化。这表明减肥效果可能并非来自基础代谢率的提高，而是由于蛋白质引起的较高饱腹感，进而导致整体食欲下降。此外，还有研究提出，酮体本身可能具有直接抑制食欲的作用。

综上所述，生酮饮食作为一种减肥方法，其背后的科学机制复杂多样，涵盖了从能量代谢、蛋白质消化吸收到食欲控制等多个层面。这些不同的解释为人们提供了更深入理解生酮饮食在减肥中作用的窗口，并为未来的研究方向提供了线索。

需要强调的是，酮症是人类的一种代谢状态特征。例如，由于啮齿动物乳中的脂肪相对较高，碳水化合物含量相对较低，其酮体的浓度可处于 1～2 mmol。生酮饮食的最初几天，葡萄糖的主要来源是通过氨基酸生成葡萄糖，但随着时间的延长，氨基酸生成葡萄糖的贡献逐渐降低，而来自甘油生成葡萄糖的量在逐渐增加。事实上，生酮饮食时甘油三酯水解释放的甘油可在肝脏中产生超过 16% 的葡萄糖，在完全禁食几天后可产生约 60% 的葡萄糖。血液中过量的酮体会通过尿液清除掉，因此会导致酮尿症，这也就意味着酮体这种未完全氧化的能源物质被直接排出了体外，增加了脂解水平和能量消耗。随着医生和研究人员调查其潜在益处，生酮饮食开始受欢迎。营养性酮症是生酮饮食的理想终点，它通过限制碳水化合物摄入、调节蛋白质摄入和增加从脂肪中获得的热量来实现。从理论上讲，这种对碳水化合物的限制导致身体从以葡萄糖代谢为能量产生的主要手段，转变为使用来自脂肪代谢的酮体作为其主要能量来源。因此，生酮饮食显示出可帮助患者减肥、逆转代谢综合征体征、减少或消除 2 型糖尿病患者的胰岛素需求、减少炎症、改善表观遗传特征、改变微生物组、改善血脂特征、补充癌症治疗以及潜在延长寿命和大脑功能方面的潜力。

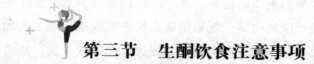

第三节　生酮饮食注意事项

　　人们需要以一种全面和平衡的视角探讨生酮饮食的潜在益处和应用范围。生酮饮食在帮助患者减轻体重方面展现出了积极的前景。然而，重要的是要认识到，肥胖不仅仅是体内多余的脂肪组织堆积，还与一系列其他健康问题紧密相关，包括糖尿病、心血管疾病、神经系统疾病以及癌症等。未来的研究应当考虑到多种因素，以便制订更为有效的饮食计划，从而在更大程度上提升整体健康。这些因素包括生活方式的选择、饮食的摄入量、个体的基因型、肠道微生物群的组成，以及表观遗传学层面的全基因组信息。科学研究指出，长期的饮食习惯会对肠道微生物群的多样性及基因表达产生深远的影响。在这种背景下，生酮饮食可能通过增加有益的代谢物，对人体的基因组产生积极的影响。这意味着，生酮饮食的应用潜力远不止帮助减肥，还可能在改善心血管健康的脂质标志物、恢复受损的微生物群、改善表观遗传标记、逆转糖尿病症状、减少药物依赖，以及提高对癌症治疗的反应等多个方面发挥治疗作用。因此，人们在讨论生酮饮食时，应当强调这种饮食方式为一个多维度的治疗手段，其潜在的益处远远超出了单纯的减肥效果。这种全面的视角能够使人们更深入地理解生酮饮食在现代医学和健康科学中的多样性和复杂性。

一、宏量营养素比例控制

生酮饮食在现代营养学中备受关注，其核心原则是极大地限制饮食中的碳水化合物含量，同时适当调整蛋白质和脂肪的摄入比例。在经典的生酮饮食模式中，碳水化合物的摄入被严格控制在总能量摄入的 5% 以内，蛋白质大约占 20%，而脂肪占据饮食总量则高达 75%。此外，一些特别定制的生酮饮食方案，如用于某些疾病治疗的版本，脂肪的比例甚至可以达到 90%。生酮饮食的目标是诱导人体进入一种特殊的代谢状态——酮症。当身体因为极低的碳水化合物摄入而无法依靠葡萄糖作为主要能源时，它开始转而燃烧脂肪，产生一种称为酮体的物质，这一过程被称为酮症。酮症不仅有助于促进体重减轻，还可能对改善一系列健康指标产生积极影响。例如，一些研究表明，生酮饮食可以帮助降低血糖水平，改善胰岛素抵抗，并可能有助于调节血脂水平，从而对心血管健康产生益处。然而，值得注意的是，生酮饮食并非适合所有人群。在开始这一饮食方案之前，建议咨询医生或营养专家，以确保饮食计划符合个人的健康状况和营养需求。同时，长期遵循生酮饮食可能会对某些人的健康产生不利影响，因此定期的健康监测和专业指导至关重要。

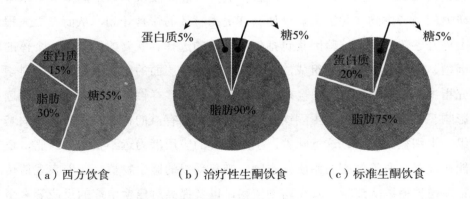

（a）西方饮食　　　　（b）治疗性生酮饮食　　　　（c）标准生酮饮食

不同饮食模式中宏量营养素的比例

二、饮食依从性

在探索健康和营养的世界中，理解饮食依从性的重要性至关重要。无论是哪种饮食模式，坚持性都是其成功的关键。以生酮饮食为例，这种饮食模式需要时间来显现其效果，因为它涉及对宏量营养素（如脂肪、蛋白质和碳水化合物）比例的严格控制。这意味着，采用生酮饮食通常需要人们在很大程度上改变他们习惯的饮食模式。实际上，实践经验表明，很多人在尝试生酮饮食的过程中难以坚持下去，从而未能达到预期的健康效果。然而，生酮饮食的一个有趣之处在于，即使不严格限制热量摄入，它也能帮助人们实现热量负平衡，即消耗的热量超过摄入的热量。这对于那些难以遵循传统的限制热量饮食的人来说，可能是一个吸引人的选择。在生酮饮食中，人们可以吃到自己感到饱腹为止，而不必担心摄入过度热量。科学研究在生酮饮食中发现了一个有趣的生物标志物：$\beta-$羟基丁酸。这种物质是一种可以测量的指标，用于评估个体的饮食依从性。当一个人处于生酮状态时，其体内将开始产生酮体，这时血液中 $\beta-$羟基丁酸的水平将超过 0.5 mmol/L。达到这个水平意味着个体不仅成功遵循了生酮饮食，而且这种饮食模式已经开始对其健康产生积极影响。总的来说，无论选择哪种饮食模式，关键在于坚持和依从性。生酮饮食的成功不仅取决于遵循特定的食物摄入规则，还在于理解和监测身体对这种饮食的反应，以确保达到既定的健康目标。

三、保证足量的蛋白质摄入

在探讨生酮饮食时，人们通常会想到它是一种以高脂肪为特色的饮食模式。然而，对于正处于生长发育阶段的儿童青少年来说，营养的均衡尤为重要。在这个关键的成长阶段，他们的身体需要充足的蛋白质来支持健康的发育。因此，在遵循生酮饮食的同时，家长和孩子们需要谨慎地选择食物。为了确保孩子们获得必需的蛋白质，家长可以选择一系列富含蛋白质的食物，如各种鱼类、瘦肉、家禽、蛋类、豆类和奶制品。这些食物不仅为孩子们提供了必要的蛋白质，还含有其他关键营养素，如维生素和矿物质，以及对健康至关重要的脂肪。这些营养素对孩子们的骨骼、肌肉和免疫系统的发展至关重要。同时，为了满足生酮饮食中的高脂肪需求，家长可以适当选择一些富含健康脂肪的食物，如橄榄油、各类坚果和种子。这些食物不仅为生酮饮食提供了必要的脂肪，还含有抗氧化剂和必需脂肪酸，有助于保护和促进儿童的大脑健康。最关键的是，在为孩子们规划饮食时，家长需要确保膳食的均衡和多样性。这意味着食物选择不应局限于某一类别，而是应包括多种食物，以确保孩子们能够从不同食物中获得全面的营养。总之，一个结合了丰富的蛋白质、必要的脂肪和其他关键营养素的均衡的饮食方案，将为儿童青少年的全面发展奠定坚实的基础。

四、保持足够的水分摄入量

在探讨儿童青少年的肥胖问题时，生酮饮食作为一种潜在的解决方案引起了人们的注意。这种饮食模式以其高脂肪和低碳水化合物的特点，已被证明有助于控制体重和改善身体代谢。尤其对于那些肥胖的儿童青少年来说，生酮饮食可能是一个值得考虑的选择。然而，重要的是要了解生酮饮食可能带来的一些生理影响。例如，这种饮食模式可能在一定程度上导致身体轻度脱水。因此，在实施生酮饮食时，儿童青少年需要特别注意保持充足的水分摄入。为了确保身体的正常代谢和水分平衡，建议他们每天的饮水量应在 2 到 3 升左右。此外，除了直接饮用水外，他们还可以通过食用富含水分的食物来增加水分摄入。例如，水分含量高的黄瓜和橙子等新鲜果蔬，不仅可以提供必要的水分，还能补充多种维生素和矿物质。同时，食用含有盐分的鸡汤也是一个很好的选择，它可以帮助补充身体在生酮饮食过程中可能流失的电解质，进而减轻脱水的风险。总之，在考虑采用生酮饮食的同时，为儿童青少年制订一个合理的饮水和饮食计划是至关重要的。确保足够的水分摄入和适当的营养平衡，将帮助他们在追求健康体重的过程中，保持身体健康。

五、维生素和微量营养素

在探讨儿童青少年的营养问题时，人们必须特别关注他们正处于生长发育的关键时期。在这个阶段，确保合理的营养和均衡的健康饮食对于支持他们的正常生长和发育是至关重要的。然而，当谈及生酮饮食在儿童青少年中的应用时，人们将面临一些复杂的挑战。生酮饮食是一种以高脂肪和低碳水化合物为特征的饮食模式，已被报告在儿童青少年中可能导致维生素和矿物质的缺乏。这种营养缺乏的问题引发了对补充多种维生素的必要性的关注。例如，已有研究报告了糙皮病、硫胺素（维生素 B_1）缺乏症和神经病变等健康问题的发生，这些都可能与生酮饮食中维生素和矿物质的不足有关。此外，生酮饮食可能还不能提供足够的肉碱，肉碱是一种对于脂肪酸氧化至关重要的物质。肉碱的不足可能会影响身体能量的产生和代谢过程。关于微量营养素的补充，研究指出，即使在开始补充叶酸等微量营养素后，许多实行生酮饮食的儿童青少年的营养素水平仍然不足。这表明，单一的营养补充策略可能不足以弥补生酮饮食中的营养不均衡。更引人关注的是，有关铜元素缺乏的报道。铜是一种重要的微量矿物质，对于血液细胞的健康和功能至关重要。铜缺乏可能与中性粒细胞减少和贫血相关，这些状况对儿童青少年的健康发展构成潜在的威胁。

综上所述，生酮饮食近年来在成年人中因其在控制体重和改善代谢健康方面的潜在优势而受到了广泛关注。这种饮食模式通过促使身体进入酮症状态，从而利用脂肪而非葡萄糖作为能量来源，有助于减重和提高代谢效率。然而，人们考虑将生酮饮食应用于儿童青少年群体时，就必须更加谨慎。儿童青少年正处于生长发育的关键时期，他们的营养需求特别高，这一时期的饮食不仅影响身体健康，也影响认知发展和学业表现。生酮饮食由于其特殊的营养结构，可能会导致某些必需营养素的摄入不足，如纤维素、某些维生素和矿物质，从而引发营养不均衡的风险。因此，对于正在快速生长和发展的青少年来说，盲目跟随生酮饮食趋势可能会带来不利的健康影响。这就意味着在实施生酮饮食前，对儿童青少年进行综合的营养评估和持续监测的重要性。家长和监护人应当咨询营养专家或医疗专业人员，确保这种饮食模式不会影响他们的营养平衡和健康发展。制订个性化的饮食计划，并在专业人士的指导下进行调整，可以为青少年提供所需的营养支持，同时享受生酮饮食可能带来的健康益处。总的来说，虽然生酮饮食为成年人提供了一种控制体重和改善代谢健康的途径，但在应用于儿童青少年时，必须细致考虑其对营养平衡的影响。通过专业的营养评估和监测，确保年轻人在其生长发育的关键时期能够获得全面的营养支持，是实施此类饮食计划时不可忽视的一个环节。

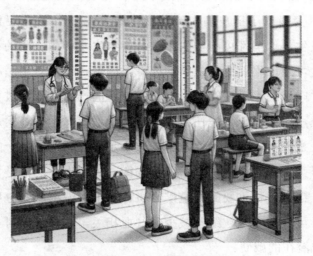

儿童青少年应定期进行营养测评

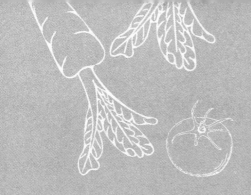

第五章

运动对儿童青少年
大脑奖励功能的影响

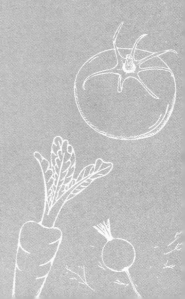

在这个快速变化的时代，科技进步和社会发展引领人们步入了一个全新的生活方式。这种生活方式的转变带来了诸多便捷和舒适。然而，这背后也隐藏着一些不容忽视的挑战，尤其是对人们的身体活动量而言。儿童青少年更容易受到减少运动的各种因素的诱惑，如电子设备的泛滥和室内娱乐活动的日益增加，导致了他们身体活动量的逐步下降。运动在儿童青少年生活中扮演着至关重要的角色，不仅是促进身体活动的一种有效方式，而且对他们的全面健康发展至关重要。广泛的研究证实，从小培养起规律的运动习惯，对儿童青少年未来生活的各个阶段不仅有着积极的影响，还有助于他们在成年后继续保持健康的生活习惯。运动对健康的促进作用是多方面的，包括但不限于提高生理健康、心理健康以及促进良好的社会适应能力。更为重要的是，运动通过激发神经可塑性，能够优化大脑的奖励机制，从而有助于培养健康的行为习惯，推动儿童青少年的全面成长。因此，本章将探讨运动对儿童青少年健康的积极影响及可能原因，以及如何通过科学的方法进行运动实践，进而促进他们的全面发展。

第一节　运动对儿童青少年健康的重要影响

　　运动不仅是维护儿童青少年生理健康的重要手段，如促进骨骼、肌肉和关节的健康，它还扮演着预防慢性疾病如结肠癌、糖尿病以及高血压的关键角色。运动在心理和社会层面上也有着不可忽视的益处，它能有效缓解抑郁和焦虑的情绪，增强团队合作精神与领导能力，提升社交技能。儿童青少年时期的运动参与对于形成终身的运动习惯具有深远的影响。值得注意的是，那些在成长过程中缺乏足够运动的儿童青少年，成年后维持低水平身体活动的倾向显著高于那些从小养成规律运动习惯的个体。这一发现凸显了在儿童青少年时期积极参加体育锻炼的重要性，这不仅对他们当前的健康状况有积极影响，而且对他们长期的健康生活方式的培养也至关重要。因此，本节将探讨运动促进儿童青少年健康的具体途径和策略，旨在提供一个全方位的视角来理解运动如何成为塑造健康、活跃且充满活力的生活方式的强有力支柱，并将深入探讨如何通过科学的方法和有效的实践，激发儿童青少年对运动的兴趣，为他们现在及将来的健康生活奠定坚实的基础。

　　《全民健身计划（2021—2025 年）》鼓励人们有规律地进行以运动为代表的身体活动，以增强整体健康水平，并预防各种负面健康后果。这个计划不仅针对一般健康的人群，还包括那些面临慢性疾病风险的人群、已经患有慢性疾病的人群，以及残疾人群。运动对人们的健康有着广泛而深远的影响。无论是轻度的日常活动，还是有组织的运动锻炼，都能带来诸多益处。例如，美国运动医学会在其公共卫生指南中推荐，成年人每周至少应进行 150 分钟的中等强度有氧运动，如快速步行。这样的运动量不仅能够显著降低多种慢性疾病的风险，还能改善整体健康状况。这一建议基于大量的科学研究。这些研究表明，规律的运动对于预防心脏病、糖尿病、某些癌症类型、抑郁症等多种疾病都非常有效。此外，运动还能提高个人的心肺功能、增强肌肉力量和耐力，从而提高生活质量。综上所述，《全民健身计划（2021—

2025 年)》不仅是一项公共卫生倡议，也是一个全面提升社会健康水平的重要战略。它鼓励所有人，无论年龄、健康状况如何，都应参与规律的运动，以促进整体健康。

一、运动的概念与分类

（一）运动的概念

"运动"被定义为一种更有组织、有计划并且重复性的身体活动。这种活动的目的是改善或维持个人的健康和体能。所有的"运动"都属于身体活动的范畴，但并非所有的身体活动都能被称为"运动"。例如，慢跑、游泳或重量训练等都是运动的形式，因为它们是有计划、有结构的身体活动，旨在提高身体健康水平。运动是促进全面健康的重要因素，能够对人们的生理、心理和社会健康产生积极的影响。因此，人们应该积极参与运动，以维护和提高整体健康状况。

（二）运动的分类

从生理学角度来看，运动可根据肌肉活动特征，动作结构特征，以及肌肉工作的相对强度来进行分类。

1. 按肌肉活动特征分类

运动可以根据肌肉活动的特点被分为静力性和动力性运动。静力性运动，如蹲马步或支撑倒立，要求在一定时间内保持身体的静止姿势。相反，动力性运动，如跑步或跳跃，涉及身体多个部位的运动和位移。

2. 按动作结构特征分类

根据技术动作的结构特点，运动可以被划分为周期性、非周期性和混合性运动。周期性运动，如游泳或骑自行车，特点是重复同样的动作。非周期性运动，如体操或武术，涉及一系列没有周期性重复的动作。混合性运动，如篮球或足球，结合了周期性和非周期性运动的元素。

3. 按肌肉工作的相对强度分类

根据运动时肌肉的工作强度，运动可以被分为极限强度、次极限强度、大强度和中等强度。例如，100 米短跑属于极限强度运动，而长距离跑步则属大强度或中等强度运动。

4. 按运动供能特点分类

运动还可以根据肌肉收缩时的代谢特点被分为有氧运动和无氧运动。

（1）有氧运动。有氧运动旨在加强肌肉和提高心血管耐力。这类运动通过持续的中到高强度运动（如跑步、骑自行车、游泳和跳舞），提高身体细胞的摄氧量，从而增强全身耐力。有氧运动不仅是减肥的有效方法，还对心肺功能有显著益处。

（2）无氧运动。无氧运动主要目的是强化肌肉，提高肌肉的力量和耐力。无氧运动包括仰卧起坐、硬拉、俯卧撑和下蹲等，虽然持续时间较短，但非常适合与有氧运动结合，以全面提升身体健康。此类运动通过增加肌肉组织量，提高基础代谢率，有助于减肥和提升整体体能。

二、运动与健康之间的关系

在众多科学研究中，研究人员已经广泛探讨了运动与人类健康的关系。这些研究不仅关注了不同群体的健康影响，也关注了不同人群参与运动的情况，特别是深入研究了运动在促进或维持健康方面的作用及相关生物学机制。研究结果表明，规律的运动与许多健康结果密切相关，具体如下：

（1）降低全因死亡率。

（2）减少冠心病、脑卒中、癌症、2 型糖尿病、肥胖、高血压和骨质疏松等疾病风险。

（3）降低疾病的危险因素，如超重、肥胖、高血压和高血胆固醇水平。

（4）身体素质方面，提高有氧能力、肌肉力量和耐力。

（5）日常生活功能方面，提升人们完成日常任务的能力，提高生活质量。

（6）提高大脑健康和认知功能。

（7）减少抑郁和焦虑情绪，甚至可能降低阿尔茨海默病的风险。

（8）有助于减少跌倒或跌倒受伤的风险。

值得关注的是，运动与健康之间存在着一种互为促进的双向关系：一方面，规律的体育锻炼显著促进健康的维持与提升；另一方面，处于较高健康水平的个体往往更加积极地参与到运动中，从而形成了一个积极的循环互动模式。这种互动关系不仅揭示了体育锻炼在促进个体健康方面的重要性，也强调了保持良好健康状态以增加体育活动参与度的必要性。通过深入探讨这一双向促进的机制，可以提供一个更加全面的视角来理解运动与健康之间的复杂交互，从而为促进公共健康提供科学的指导和策略。

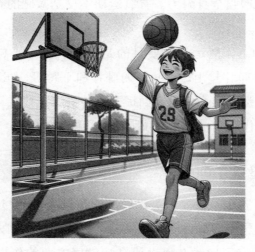

运动对儿童青少年健康的影响是多维度的

三、运动的健康益处

科学研究已经明确证实，定期进行中至高强度的运动活动对健康具有广泛的益处，这在提升个体生活质量方面发挥着至关重要的作用。一方面，某些运动带来的正面效果几乎能够即时体验到。例如，一次快速步行或轻松跑步后，个体可能会立刻感受到心情的放松和焦虑感的缓解。规律运动还有助于降低血压，改善睡眠品质，增强认知功能——包括记忆力和注意力，以及提高身体对胰岛素的反应性，这对于调节血糖水平较为关键。另一方面，某些运动带来的益处需要通过持续运动一段时间后才能显现。例如，持续进行几周或几个月的有氧运动，如游泳或骑自行车，能够显著提升心肺功能，增强肌肉的力量及耐力。这类活动还能帮助缓解抑郁症状，并在长期内降低血压。更为重要的是，规律的运动能够有效地减慢甚至推迟一些慢性疾病的发展进程，包括高血压和 2 型糖尿病。通过规律运动，个体不仅能够在当前提升自身的健康状况，还能为将来的健康奠定坚实的基础。因此，无论是从短期的心理与生理改善，还是从长期的健康益处来看，运动均是个体日常生活中不可或缺的一环。因此，将运动纳入日常生活，无疑是提升生活质量、维护身心健康的明智选择。

当探讨运动的类型时，研究人员特别关注了有氧运动、肌肉强化运动，以及骨骼强化运动。此外，平衡与灵活性活动也是研究重点。通过这些研究，科学家试图理解不同类型的身体活动对健康带来的具体益处，以及实现这些益处所需的活动强度和持续时间。综合而言，这些研究强调了运动对健康的全面积极影响，不仅对提升身体健康，还包括心理健康和社会适应能力的增强，都具有显著的作用。

（1）有氧运动。这类活动涉及连续使用身体大肌肉群，如快走、跑步、骑自行车、跳绳和游泳。进行有氧活动时，心跳加速，呼吸更加深沉。它包括三个关键要素：强度（如慢跑的中等强度）、频率和持续时间。

（2）肌肉强化活动。这些活动包括抗阻训练和举重，旨在增强肌肉力量。例如，举重或使用弹力带，甚至自体重练习如爬树和做俯卧撑。肌肉强化运动的关键要素包括强度、频率和重复次数。有效的肌肉强化运动应涵盖身体所有主要肌肉群。

（3）骨骼强化运动。这类运动通过对骨骼施加力量来促进骨骼的生长和强度，常见的活动如跳跃、跳绳和跑步。

（4）平衡运动。这类运动旨在提高抵抗内外力量的能力，从而预防跌倒。练习方法包括向后行走、单腿站立或使用平衡板。加强背部、腹部和腿部的肌肉也有助于改善平衡。

（5）灵活性运动。这类运动可以增强关节在整个活动范围内的运动能力，可以提高身体的灵活性。常见的灵活性训练包括各种伸展练习，这些练习使人们在需要更大灵活性的活动中动作更自如。

无论是有氧运动、肌肉强化运动、骨骼强化运动、平衡运动还是灵活性运动，每种运动形式都有其独特的益处，对于维护和提升人们的身体健康至关重要。通过结合这些不同类型的运动，人们可以享受到全面的身体和心理健康改善。

四、运动与儿童青少年健康促进

（一）运动与儿童青少年心肺健康

心肺健康涉及心脏、肺和血管的健康。运动对心脏和肺部的健康有着较为重要的益处，这一点在健康研究中记录得非常详尽。当谈论心肺健康时，一般是在讨论心脏、肺部以及血液循环系统的整体状况。心脏病和中风长期以来一直是全球人口死亡的两个主要原因，而影响这些疾病的危险因素包括吸烟、高血压、2 型糖尿病和高血脂，尤其是高水平的低密度脂蛋白胆固醇。心肺功能较差本身也是心脏病的一个风险因素。但令人振奋的是，通过规律运动，可以显著降低死于心血管疾病的风险，如心脏病发作、中风和心力衰竭。规律的运动不仅能降低成年人发生心脏病和中风的概率，还能帮助降低血压、改善血脂水平，并增强整体的身体素质。例如，每周进行至少 150 分钟的中等强度运动，如快走，就能显著降低心血管疾病的风险。研究还发现，即使是少于每周 150 分钟的运动量，也会开始带来益处，并且更多的身体活动会进一步降低这些风险。运动对于控制血压也有即刻效果。无论是血压正常的人还是高血压患者，都能通过规律的运动获益，前者可以降低患高血压的风险，后者可以降低收缩压和舒张压。

这些关于运动带来的心肺健康益处并不局限于成年人。儿童青少年，以及其他不同年龄段的人群都能通过有氧运动提高自身心肺适应性。例如，心肺耐力与全因死亡率呈显著负相关，而且是独立于年龄的。总之，不管你是年轻还是年长，规律的运动都是维持心脏和肺部健康的有效方式。它有助于人们的心脏更高效地泵血，让肺部更好地呼吸，还能够让血液更顺畅地流动。

在心脏健康领域，心血管系统与新陈代谢性疾病之间的关系备受关注。心脏疾病及中风作为全球主要死亡原因，其与多种风险因素——包括吸烟、高血压、2型糖尿病及高血脂——存在共同性。这暗示减少任一风险因素均有助于降低其他疾病的发病风险。众多科学研究一致表明，无论个体体型大小，规律的运动均可有效降低2型糖尿病的患病风险。事实上，运动的好处远不止于体重控制——尽管肥胖确实是2型糖尿病的显著风险因素。更为确切的是，运动通过直接增强身体对胰岛素的敏感性——控制血糖水平的关键激素——来发挥健康促进作用。即便每周运动时间不足150分钟，也能显现出积极的健康效应。而更为频繁或强度更大的运动，则能提供额外的保护效果，进一步降低糖尿病风险。值得注意的是，短时运动——快速步行或完成一系列快节奏家务活——能即时提高胰岛素敏感性，对血糖控制产生立竿见影的正面影响，这对2型糖尿病患者尤为关键。

运动与儿童青少年心脏健康的联系，是公共卫生研究中的一项重要议题。近期研究显示，规律性运动能显著提升心脏健康，降低未来发生心血管疾病的风险。预防心脏疾病应从儿童时期着手，因为多数心血管疾病的风险因素（例如高血压、肥胖及不良生活习惯）往往源于童年。运动能够增强心脏功能，提高心脏泵血效率，从而促进血液循环及全身氧气供应。研究进一步指出，定期参与运动的儿童青少年在情绪管理、压力缓解及睡眠质量等方面也有较好的表现，这些均对心脏健康产生间接但显著的正面影响。综上所述，规律的运动对于促进儿童青少年心脏健康具有至关重要的作用。家长及教育工作者应当鼓励儿童从小进行运动，以培育健康的生活方式，为其未来的心脏健康奠定坚实的基础。

（二）运动与儿童青少年体重管理

在体重管理中，平衡运动引发的能量消耗与食物摄入所提供热量之间的关系，是维持健康体重、减轻超额体重或维护减重成效的关键。此过程在能量平衡机制中占据核心地位，对于长期保持稳定体重、减缓体重过度增加的风险以及降低肥胖发生率至关重要。实现及维持健康体重所需的运动量因个体差异而异；某些个体为了显著减重（超过总体重的 5%）或保持减重效果，可能需每周进行超 300 分钟的中等强度运动。同时，抗阻力训练（如举重）在减重过程中有助于维持瘦体质量。综合运用饮食控制与运动相较于单一干预措施（仅限饮食控制或增加运动），在减重方面显示出更加显著的效果。

当前，运动与儿童青少年体重管理之间的联系已成为公共卫生研究的焦点之一。儿童青少年的体重过重和肥胖问题日益凸显，这不仅对其身体健康构成威胁，还可能对心理社会性发展产生负面影响。因此，规律运动作为预防及管理儿童青少年肥胖的有效手段之一，通过促进能量消耗帮助平衡能量摄入与总体能量需求，从而协助体重管理。重要的是，定期运动除了具有直接的体重控制效果外，还能促进形成积极的生活方式和提升自我效能感，从而在心理维度支持体重管理。此外，超重或肥胖个体在相同运动量下可能获得更多的健康益处。例如，超重或肥胖女性通过运动在降低子宫内膜癌风险及乳腺癌特异性死亡风险方面，相较于正常体重女性，可能获得更大的益处。总而言之，无论年龄，规律运动是体重管理有效的关键组成部分，通过积极参与，不仅能够促进全面健康，还能提高生活总体质量。

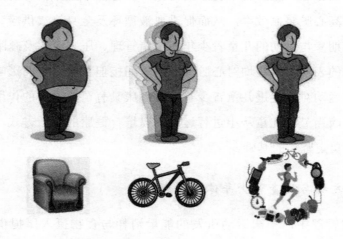

规律运动是儿童青少年体重管理的重要手段

（三）运动与儿童青少年骨骼和骨骼肌健康

骨骼、肌肉和关节是组成人们身体的基础框架，它们不仅支撑着人们的身体，还使得完成各式各样的动作成为可能。对于正在成长中的儿童青少年来说，这个生物框架的健康至关重要，它们保证了孩子们能自由自在地做日常活动，如轻松爬楼梯或在后院玩耍。渐进性抗阻运动，即那些逐步增加难度的肌肉强化练习，是维持或提升肌肉量和力量的有效方法。当人们增加训练的频率、使用更重的重量或提高阻力时，肌肉功能会得到更好的提升。从活泼的孩童到银发的老者，每个年龄阶段的人都能从抗阻练习中获益，即便是中风、多发性硬化、脑瘫和脊髓损伤患者也能通过这种训练增强肌肉力量。虽然抗阻运动不会像有氧运动那样增加肌肉有氧能力，但它可以帮助人们减缓随着年龄增长自然发生的肌肉流失。对于年长的成年人而言，保持骨骼、关节和肌肉的健康是非常重要的。研究发现，随着年龄的增长，骨密度往往会下降，但通过有规律的运动，这一过程可以得到缓解。无论是参与中等还是高强度的有氧、肌肉强化或骨骼强化运动，效果都是显著的，而获取这些好处的起点往往是每周 90 分钟的身体活动量。

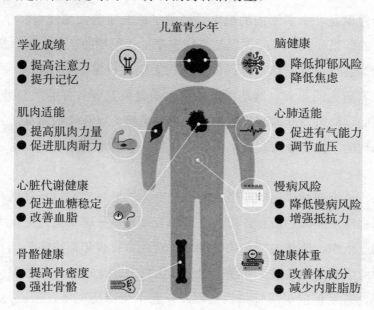

儿童青少年参与运动的健康收益

对于儿童青少年来说，强健的骨骼不仅是他们健康成长的基石，还是他们活跃生活的保障。除了均衡饮食，提供充足的钙和维生素 D 外，定期的身体活动，如跑跳这类体育活动，对于青年时期骨骼的发育至关重要。参与这些运动的 3 ～ 17 岁儿童青少年通常具有更高的骨密度、更健全的骨结构和更强的骨骼，当然运动对儿童青少年的益处远不止于此。规律的运动同样对那些患有骨关节炎或其他关节疾病的人有益。每周 150 分钟的中等强度有氧运动，加上肌肉强化运动，能够有效缓解疼痛、提升生活质量。而每天步行最多 10 000 步，似乎并不会加剧骨关节炎的病情。然而，需要注意的是，并非所有运动量都有益。那些参与高强度运动的人，如精英或职业运动员，可能会面临更高的髋关节和膝关节骨关节炎的风险，主要是由于他们参与的运动可能会增加受伤的概率。总的来说，无论是儿童青少年还是成年人，适度的身体活动和运动都是保持骨骼、肌肉和关节健康的关键。让身体动起来，从小培养良好的运动习惯，可以为未来打下坚实的健康基础。

（四）运动与儿童青少年大脑健康

大脑健康是一个多面向的概念，涵盖了从儿童的大脑发育和学习成就，到老年人的痴呆和认知障碍，以及贯穿整个生命周期的认知功能、情绪状态睡眠质量等各个方面。这个广泛的领域在人们的日常生活中起着关键作用，也是科学家研究的热点。运动被证明对大脑健康具有多方面的益处。例如，中高强度的运动可以立即减轻短期的状态焦虑感，提升睡眠质量，并改善特定的认知功能，如注意力和记忆力。这些急性效应可以在一次运动之后迅速感受到。

然而，长期而规律运动所带来的益处更为深远。它们包括降低长期焦虑心理，增强深度睡眠的质量，以及提升执行功能——这一系列高级大脑功能包括规划、组织、情绪调节和决策能力。对儿童青少年而言，运动对大脑的发展和学业表现尤为关键，即便是对老年人而言，运动也有助于保持良好的认知功能，甚至可能延缓痴呆的进程。在整个生命历程中，无论是在学校、工作还是进入退休年龄，身体活动都是我们心理和生理健康的一个重要支撑。

1. 认知能力

众多研究揭示，相较于久坐不动的群体，积极参与中高强度运动的儿童青少年在认知功能方面展现出显著的优势。这种优势不仅反映在学业成绩上，更在神经心理学测试的表现中得到体现，其中包括处理速度、记忆力以及执行功能的评估——后者涉及大脑规划、问题解决以及多任务处理的能力。同样，成年人增加运动量也有助于降低发展认知障碍的风险，尤其是痴呆症和阿尔茨海默病等疾病。运动对于促进认知健康的益处不限于认知状态正常的人群，也扩展到包括注意力缺陷多动障碍、精神分裂症、多发性硬化症、帕金森病及中风患者在内的广泛人群。值得注意的是，即便在健康的老年人中，随着年龄的增长，认知能力特别是信息处理速度、记忆力和执行功能可能会自然衰退。在这方面，运动被视为改善老年认知功能的有效途径。综上所述，从儿童青少年到老年群体，运动对于维护和提升认知能力具有不可忽视的正面影响。这些发现强调了在生命的不同阶段，积极的运动对促进大脑健康和功能的重要性，提示公共健康政策和个人健康行为中应更加重视运动。

2. 焦虑和抑郁

当代社会，焦虑与抑郁症已成为困扰儿童青少年的主要心理健康障碍，其成因多样，涵盖遗传、环境与学业压力，以及社交及家庭环境等因素。作为一种非药物干预措施，长期的运动被视为缓解这些心理状态不良的有效途径。研究表明，运动不仅能即时改善情绪状态，而且通过长期参与，能够显著减轻焦虑症状，在这一过程中，内啡肽——一种与情绪提升相关的天然神经递质——的释放起到了关键作用。抑郁症作为一种广泛影响全球数以百万计儿童青少年的情绪障碍，其对个体的影响深远。值得注意的是，运动不仅能降低抑郁症的发生率，还能为抑郁状态的改善提供有力支持。运动通过激活大脑中负责情绪调节的神经通路，促进血清素、DA 等情绪调节化学物质的平衡，从而有效提升情绪和自我感知。此外，运动还为个体提供了社交互动的平台，这对于提高自尊心、建立社交网络以及培养团队合作能力较为重要。通过这些途径，运动成为支持心理健康的关键因素。因此，从公共健康的视角看，积极推广儿童青少年参与运动，对于预防与缓解心理健康问题，具有重要的实践价值和深远的社会意义。

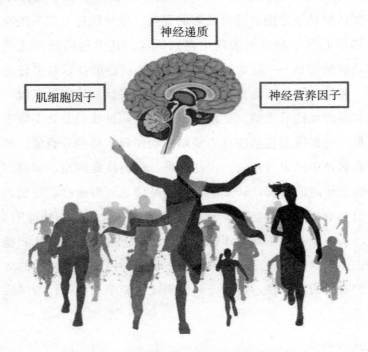

神经递质

肌细胞因子

神经营养因子

运动通过增加多种生物活性物质改善大脑的状态

3. 睡眠

睡眠，这个人们每天都会经历的自然过程，对于人们的健康和福祉来说至关重要。它是人们身体和大脑恢复活力的时间，对于儿童青少年的成长和发展尤为重要。研究已经证明，运动不仅能够增强人们的心肺功能，还能够显著改善人们的睡眠质量。当儿童青少年参与中高强度的运动时，他们往往能够更快地进入梦乡，且睡眠的质量更高。这意味着他们在夜间醒来的次数减少，整体的睡眠时间也会更长，尤其是进入那些对身心恢复至关重要的深度睡眠阶段。此外，积极地参与运动可以帮助减少孩子们在白天的嗜睡感，这对于他们在学校保持注意力和集中精力是非常重要的。它还减少了他们可能依赖的睡眠辅助药物的需求，这对于发展健康的睡眠习惯是一个积极的步骤。对于那些患有失眠或阻塞性睡眠呼吸暂停的儿童青少年来说，定期的运动尤为有益。这类睡眠问题不仅会影响夜间的休息，还会影响到日间的行为和情绪状态。运动通过改善睡眠的深度和持续时间，可以帮助他们获得更为充分的休息。值得关注的是，运动还能帮助儿童青少年控制体重，这对于预防和改善阻塞性睡眠呼吸暂停具有双重益处。肥胖是这种睡眠障碍的主要风险因素之一，而运动可以帮助维持健康的体重，从而减少这种风险。最后，关于运动的最佳时间，研究发现，无论是在睡前几小时内还是在白天的早些时候进行运动，都能够带来相似的睡眠改善效果。这为那些忙碌的孩子们提供了灵活性，他们可以在学校后、晚餐前或临睡前的任何时间进行运动。因此，鼓励儿童青少年定期参加运动，将为他们提供无数的健康益处——包括提升他们的睡眠质量，让他们拥有更多的活力去迎接每一个新的挑战。

五、儿童青少年运动推荐

学龄前儿童（3～5岁）应从事主动游戏以及结构化活动，如投掷游戏和骑自行车或三轮车。为了强化骨骼，幼儿应进行跳跃活动。尽管改善幼儿骨骼健康和避免脂肪过多所需的具体活动量尚不明确，但合理的目标可能是每天3小时的所有强度的活动：轻度、中度或高强度。

学龄青年（6～17岁）可以通过在每天60分钟或更长时间内进行中等强度和高强度的运动来获得实质性的健康益处。运动应包括有氧运动以及适合年龄的肌肉和骨骼强化运动。与成人一样，与任何一种成分（频率、强度或持续时间）或特定的活动组合（有氧运动、肌肉强化运动、骨骼强化运动）相比，身体活动总量对于实现健康获益似乎更为重要。即便如此，骨骼强化运动对儿童青少年仍然特别重要，因为骨量的最大增加发生在青春期前几年和青春期。概括来说，规律的体育活动也有助于幼儿：

- 增强耐力，发展强壮的肌肉和骨骼。
- 保持良好的睡眠模式。
- 提高精细运动技能，包括平衡和灵活性。
- 提高社交能力，提升自信心。
- 保持健康的生活习惯直到成年。

● 形成积极的健康观，包括体重和饮食。

（一）不同年龄段的运动推荐

正如前面的内容所述，运动在儿童青少年的成长过程中扮演着关键角色，不仅有助于他们的身体健康，还对心理和社交技能的发展至关重要。那么，儿童青少年每天应该进行多少运动呢？

1. 学龄前儿童运动推荐

● 保持活跃的一整天：3～5岁的学龄前儿童应全天进行身体活动，这有助于他们的生长和发育。

● 作为成人的角色：成人监护人应该鼓励孩子们积极玩耍，并提供各种类型的活动，以促进他们全面发展。

2. 学龄儿童和青少年运动推荐

为了保证儿童青少年的身心健康，鼓励他们参与适合他们年龄的、有趣的、多样化的运动是十分必要的。6～17岁的儿童青少年应遵循以下建议：

● 有氧运动：每天至少60分钟的中等到高强度有氧运动。例如，快步走、跑步、游泳或骑自行车。确保每周至少有3天参与高强度的运动。

● 肌肉强化运动：作为他们每天60分钟或以上运动的一部分，应包括每周至少3天的肌肉强化运动。这可以通过举重、做俯卧撑或其他针对肌肉的运动实现。

● 骨骼强化运动：同样地，每天60分钟或以上的运动中应包括每周至少3天的骨骼强化运动，如跳绳、篮球或网球。

这些建议基于美国卫生与公众服务部发布的《美国人身体活动指南》和中国国家卫生健康委疾控局、中国疾病预防控制中心、国家体育总局体育科学研究所组织编制的《中国人群身体活动指南（2021）》。这些指南旨在提供基于科学证据的全民运动指导，旨在鼓励所有年龄段的人通过运动保持健康。将这些指南融入日常生活，可以帮助儿童青少年建立健康、活跃的生活方式，为他们的未来打下坚实的基础。

（二）推荐说明

1. 根据年龄选择时候儿童青少年的身体活动

对于 6 ～ 17 岁的孩子们来说，进行适龄的身体活动对他们健康成长至关重要。这些活动不仅包括体育运动，还有各种游戏和日常活动。

不同年龄段的活动特点：

● 学龄前儿童：小朋友们通常喜欢间断性的活动，特别是在玩各种自由的游戏时，他们会通过跑跳等基本动作来发展自己的运动技能。

● 学龄儿童：在这个阶段，孩子们主要通过日常活动来增强肌肉力量，而不是通过专门的力量训练。

● 青少年：随着孩子长大成为青少年，他们的活动模式会发生变化。他们开始能够参与组织性的游戏和运动，并能持续更长时间的活动。在这个阶段，男孩和女孩在身体活动量上可能会有所不同。通常，女孩的活动量可能会减少，所以她们可能需要更多的鼓励和支持来保持活跃。青少年可以参与更多结构化的运动，如举重、使用阻力带或进行体重训练（如俯卧撑、平板支撑）。这些活动有助于强化他们的主要肌肉群，包括腿部、臀部、背部、腹部、胸部、肩部和手臂。

总的来说，随着孩子的成长，他们的身体活动模式和需要会发生变化，了解这些变化对于支持他们健康发展是非常重要的。

2. 运动的类型

对于儿童青少年来说，运动主要分为三种类型：有氧运动、肌肉强化运动和骨骼强化运动。每一种都对他们的健康发展至关重要。

● 有氧运动。有氧运动涉及连续、有节奏的使用大肌肉群。例如，跑步、跳绳、游泳、跳舞和骑自行车都是很好的有氧运动。

健康益处：这类运动可以增强心肺功能，对维持健康体重、增进心脏健康都有显著好处。即使是短暂的有氧活动，如孩子们的快速游戏，也对健康有益。

● 肌肉强化运动。这类运动是让肌肉做比平时更多的工作。它可以是无特定结构的，像是在操场上玩耍或攀爬障碍物，也可以是有组织的，如举重或使用阻力带进行的训练。

健康益处：肌肉强化运动有助于增强肌肉和骨骼，改善平衡和协调，对于整体身体健康至关重要。

● 骨骼强化运动。这种运动通过与地面的撞击来强化骨骼，如跑步、跳绳、打篮球和网球。这些运动不仅对骨骼有益，也是很好的有氧和肌肉强化运动。

健康益处：通过增强骨骼，这类活动有助于预防未来的骨质疏松症，对儿童青少年的长期健康非常重要。

有些活动，如篮球或游泳，可以同时提供有氧、肌肉和骨骼强化的好处。这意味着孩子们可以通过多样化的活动方式来全面提升身体健康。总的来说，鼓励孩子参与这三种类型的运动是促进他们健康成长的重要途径。通过多样化的运动，孩子们可以在乐趣中增强体质，为未来的健康生活打下坚实的基础。

3. 有氧运动是增强心肺耐力的重要方法

儿童青少年应该参与中等强度和高强度的有氧运动。这不仅意味着他们需要做一些心跳和呼吸稍微加快的活动，还应该包括一些让他们心跳明显加速、呼吸急促的高强度运动。高强度运动对提高心肺功能特别有效。

● 运动强度的判断方式：

绝对强度：这是根据活动期间消耗的能量来判断的，不涉及个人的体能水平。比如，步行上学通常被认为是中等强度的活动，而在操场上跑步则是高强度的活动。

相对强度：这种方式是根据个人的体能水平来判断运动强度。可以用一个从 0 ～ 10 的自我感觉评价量表来衡量，其中 0 表示静息状态，10 表示最大努力。中等强度活动一般在 5 或 6 的水平，而高强度活动需达到 7 或 8。

成年人监督下的运动：当成年人监督儿童进行运动时，他们可能无法准确判断孩子的心率或呼吸速度，但他们可以观察孩子是否正在进行某种活动，并根据活动的类型和孩子的反应来判断其强度。例如，低体能水平的孩子可能会把本来属于中等强度的活动感受为高强度。

不同身体活动强度的特点如表 5-1 所示。

表 5-1　不同身体活动强度的特点

表现方面	身体活动强度		
	低	中	高
呼吸	频率稍增加	比平时急促	比平时明显急促，深度大幅增加
心率	稍加快	较快	大幅度增加
感觉	轻松	仍然可以轻松讲话	停止运动调整呼吸后可说话
出汗情况	无明显出汗	微出汗	出汗

● 不同运动的强度变化：值得注意的是，同一种运动的强度可能因个人的努力水平而有所不同。例如，骑自行车可以是中等强度的活动，也可以是高强度的，这取决于骑行的速度和努力程度。

总之，了解和监测运动强度对于确保孩子们健康运动非常重要。通过结合中等强度和高强度的有氧运动，儿童青少年可以全面提高心肺适应性，促进健康成长。同时，成年人的适当指导和监督也是确保运动安全和有效的关键。

4. 儿童青少年参与体育运动的注意事项

● 活动代替久坐：鼓励孩子们用更多的活动来替代长时间坐着的行为。如果安全的话，可以鼓励他们步行或骑自行车去学校，而不是坐车。不只是看电视上的体育赛事，更重要的是让他们参与实际的运动或游戏。

● 不同运动水平的个性化建议：

不参加体育运动的孩子：对于那些不怎么运动的孩子来说，可以从轻松的活动开始，逐渐增加运动量。比如，先从散步开始，慢慢增加到更有强度的运动，同时注意逐步增加运动的天数和时间，以避免运动损伤。

已达到推荐运动量的孩子：对于那些已经达到每天推荐运动量的孩子，鼓励他们保持这种运动水平，并在可能的情况下更加活跃。研究表明，每天进行超过 60 分钟的运动对儿童青少年的健康有额外的好处。

超过推荐运动量的孩子：对于运动量已经很大的孩子，应保持他们的运动水平，并适当调整以减少过度运动或受伤的风险。这可能意味着需要更加注意运动的类型和强度，确保运动是安全和平衡的。

总的来说，鼓励儿童青少年参与适量的运动非常重要，但这需要根据他们的个人情况来调整。合理的安排和他人适当的指导，可以帮助他们建立健康的生活方式，同时减少运动相关的风险。

第二节　运动对儿童青少年大脑奖励系统的重塑

接下来将探讨一个引人入胜的话题：运动是如何促使大脑奖励系统发生改变，进而改善儿童青少年健康的？自古以来，人类就发现运动不仅对身体有益，而且对心灵也有深远的影响。科学研究逐渐揭示了这种现象背后的生物学基础，尤其是大脑奖励系统可塑性在其中扮演的角色。运动过程中大脑奖励系统会释放 DA 等神经递质，这不仅让人们感到愉悦，还增强了人们对运动的积极态度和持续参与的动力。本节将深入探讨运动如何激活这一复杂系统，进而促进身心健康，改善情绪，甚至影响人们的社会互动和认知功能。本节还将探索不同类型和强度的运动如何对大脑奖励系统产生不同的影响，以及这些变化如何反映在个体的行为和心理状态上。从轻松的散步到高强度的竞技运动，每种活动都以其独特的方式触发大脑奖励机制，揭示了运动对大脑和整体健康影响的复杂性和多样性。

一、运动与儿童青少年大脑奖励系统的互动

运动与儿童青少年大脑奖励系统之间的相互作用是神经科学和发展心理学领域的一个重要研究主题。大脑奖励系统作为处理奖励感知、动机和快感的关键脑区，主要通过神经递质 DA 的释放来执行其功能，DA 不仅是快感的关键媒介，也是促进学习、注意力和决策过程中积极行为的重要因素。运

动通过促进脑内 DA 的释放，可以显著影响儿童青少年的大脑奖励系统功能及运转。这种积极的影响具有多方面的效果：首先，规律的运动增强了儿童青少年对运动本身的兴趣和动机，并形成一个正向反馈循环，鼓励其持续的运动参与。其次，由于大脑奖励系统与情绪调节紧密相关，运动通过激活这一系统，有助于改善情绪状态，减少焦虑和抑郁症状，降低心理问题风险。最后，运动对大脑奖励系统的作用还促进了社会行为和认知功能的发展，如增强记忆力、注意力和执行功能。对于发展中的儿童青少年而言，运动在塑造大脑结构和功能方面发挥着重要作用。研究表明，定期参加体育运动的儿童青少年在大脑奖励系统的结构和功能方面表现出更优的结果。例如，展示出更高的 DA 受体密度和更有效的神经网络连接，这些适应性改变有助于提高学习效率和社交能力。总之，运动与儿童青少年大脑奖励系统的相互作用揭示了运动对心理发展和脑功能优化的深远影响。通过促进大脑奖励系统的健康运作，规律的运动不仅加强了个体对运动的兴趣和参与度的持续追求，还对情绪稳定、社会互动和认知发展提供了重要的支持，强调了在儿童青少年健康发展中运动所具备的核心作用。

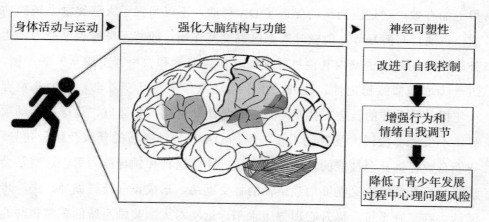

运动通过大脑可塑性优化心理健康的途径

二、运动重塑儿童青少年大脑奖励系统的过程

运动对儿童青少年大脑奖励系统的重塑效应，是近年来神经科学和发展

心理学领域关注的焦点。大脑奖励系统主要由位于前额叶的腹侧被盖区、伏隔核和黑质纹状体通路组成，奖励系统是调节情绪、动机和快感体验的核心神经网络。这一系统的活动主要通过神经递质 DA 来调控，DA 不仅与快乐感受相关，也在学习、注意力集中及决策过程中发挥重要作用。运动对大脑奖励系统的结构影响是一个复杂的生物学过程，涉及神经递质、受体表达及表观遗传、神经元形态及连接，以及大脑区域间交互作用的变化。由于大脑奖励系统负责处理奖励、快感、动机和行为等功能，因此运动可通过大脑奖励系统可塑性对上述功能产生积极影响，从而促进心理健康和认知功能。充分的证据表明，定期的运动可以显著激活大脑奖励系统，促进 DA 等神经递质释放，从而提升快乐感受和正向情绪。在儿童青少年时期，这种激活有助于形成对运动的积极态度，促进身体活动的持续参与。更为重要的是，运动通过增强大脑奖励系统的反应性，提升了这一群体对于正向刺激的敏感性，同时可能降低对于负面刺激的过度反应，有助于情绪调节和心理健康的维持。

运动对儿童青少年大脑奖励系统的重塑效应不局限于提升快乐感受。研究指出，定期参与运动的儿童青少年在处理压力、焦虑和抑郁情绪方面表现得更加有效。这是因为运动促进了 DA 释放，不仅增强了大脑奖励系统的功能，也通过与海马体、前额叶等脑区的交互作用，改善了情绪调节能力。此外，运动还能促进脑内其他神经递质（如血清素和去甲肾上腺素）的平衡，进一步增强情绪稳定性。此外，由于运动常伴随着社交互动，这为儿童青少年提供了重要的社会支持网络。特别是团队运动，如篮球、足球等运动项目，不仅能够激活大脑奖励系统，增加 DA 等神经递质的释放及信号传导，还能有效促进社会技能的发展，如合作、团队精神和领导能力等。这些社会技能的提升反过来又能够增强个体的社交网络，形成正向反馈循环，进一步激活大脑奖励系统，提升心理健康水平。运动对大脑奖励系统的重塑也与儿童青少年的认知功能提升密切相关。研究表明，定期的运动能够改善儿童青少年注意力、记忆力以及执行功能，这在一定程度上得益于运动对大脑奖励系统的激活，进而增强了大脑对新信息的处理能力和学习效率，同时提升了决策制定能力和问题解决的能力。

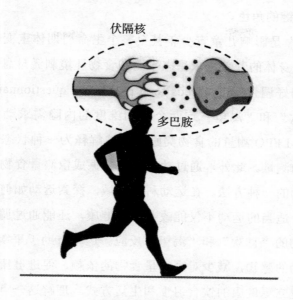

运动可改善大脑奖赏系统功能

综上所述，运动在儿童青少年的健康成长中扮演着多重角色。它不仅提升身体健康水平，还通过重塑大脑奖励系统，帮助儿童青少年形成更健康的生活方式和饮食习惯。这对于预防肥胖和相关疾病，以及促进整体心理健康至关重要。

三、运动与儿童青少年食物奖励

在探讨食欲控制时，理解"食物奖励"这一概念至关重要。食物奖励是由大脑中多个神经通路编码的，受代谢信号、食物环境中的感官刺激，以及认知过程（如注意力、学习和记忆）的影响。众多研究中，"食物奖励"通常分为两个组成部分："喜欢"（liking）和"渴望"（wanting）。这两个方面在包括人类在内的许多物种的大脑和行为中都有显著的影响。　所谓"喜欢"，指的是食用食物时产生的感官愉悦；而"渴望"则是由食物相关线索所引发的，通常是一种内在的进食动机。在日常生活和实验室环境中，对高能量食物的偏好以及对这些食物的内隐性动机需求，常常与过量的能量摄入相关联。然而，相较于"喜欢"，潜意识中的"渴望"在驱动暴饮暴食行为中可能扮演着更为关键的角色。

"食物奖励"是影响儿童青少年甚至整个生命周期体重变化的一个重要因素，因为其与身体的营养需求稳态平衡和食物环境刺激息息相关。在科研中，利兹食物偏好调查问卷（leeds food preference questionnaire, LFPQ）常用于衡量"喜欢"和"渴望"这两个不同维度的内隐需求动机。根据测量的时间和条件，LFPQ测量的食物奖励可以被解释为一种状态依赖的测量和一种特质依赖的测量。此外，通过功能性磁共振成像测量食物的神经活化也是评估食物奖励的一种方法。在运动科学领域，探索运动如何影响食物奖励系统同样重要。适当的运动不仅能改善身体健康，还能通过调节大脑奖励系统来影响对食物的"喜欢"和"渴望"反应。运动有助于平衡DA水平，从而调节食物奖励的感知，减少对高能量食物的依赖，促进健康饮食习惯的形成，帮助人们建立更健康的饮食习惯和生活方式。理解这一点对于防治肥胖症、提升整体健康至关重要。

对存在食物奖励功能异常的人群，运动是一个改变大脑奖励系统及食物奖励反应的重要途径。运动通过改变中脑DA信号——这些信号将信息传输回大脑——有助于重新塑造从食物中获得的奖励效应。该领域的研究集中在腹侧被盖区伏隔核的多巴胺通路，因为该通路是大脑奖励系统的核心。具体表现为运动可提高大脑伏隔核中DA的水平，DA受体的表达、神经元树突棘的密度等，同时增强其他有益的神经生物活性物质（如BDNF）的水平。这些增强的信号创建了一种积极的强化条件，使DA系统独立地控制着对"渴望"和自然奖励刺激的动机性行为。简而言之，运动让人们的大脑化学物质发生变化，从而使人们能够快速地调节自己的行为，进而改变人们在饱食后对适口性食品的奖励驱动欲望。在很多研究中，游泳运动、跑台运动及资源新转轮运动均被发现减少了小鼠对高脂肪饮食的偏好。与此类似，在一项针对健康、活跃人群的研究中发现，有氧训练和阻力训练（如举重）均有助于降低对垃圾食品的渴望。与之相匹配的是，运动可以减少大脑对高热量垃圾食品图片的反应，从而减少与奖励相关的大脑活动，这项研究在男性和女性身上都得到了验证。

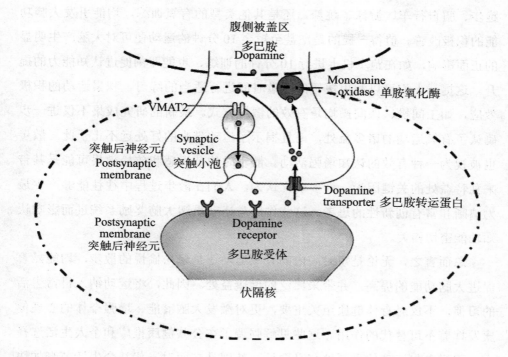

腹侧被盖区投射至伏隔核的多巴胺能通路在食物奖励中具有核心作用

综上所述，运动在重塑奖励系统、调整对食物的奖励感知方面扮演着关键角色。这为改善暴饮暴食的倾向、增强对健康食物的偏好以及促进整体健康提供了一个有效的途径。这些发现强调了运动在心理和生理健康上的双重作用，特别是在儿童青少年这一关键的成长阶段，规律的运动更加体现了健康促进的重要作用。

四、将运动的脑功能益处最大化的方法

（一）充分利用简短的运动

科学研究的积累已经明确指出，运动对大脑功能的促进作用不仅依赖于运动的具体类型，而且与其持续时间及频率等密切相关。在众多研究中，一个显著的见解是，有氧运动对于增强大脑功能具有特别突出的效果。无论是

跑步、骑自行车、游泳、跳舞，还是其他类型的有氧训练，均能引发大脑功能的积极改善。值得一提的是，甚至短至 10 分钟的运动便可对大脑产生明显的正面影响，如在跑步机上进行 10 分钟的训练，也能即刻促进认知能力的提升。这提示人们可以利用短暂的间歇时间进行适当的练习，积累运动的积极效应，如工间操、课间操均是有效的锻炼方式。最新的研究成果不仅进一步确认了有氧运动的诸多益处，而且揭示了运动带来的好处远不止于此。散步也被视为一种有效的认知增强活动。散步时的节奏感和放松效果可能是其带来独特益处的关键因素。许多研究认为，人们在散步过程中往往能够产生最为清晰和富有创新性的思考。这些作用与运动重塑大脑奖励系统进而影响认知功能密切相关。

总而言之，无论是短时间内的有氧运动还是轻松愉悦的散步，均能显著促进大脑功能的提高，并带来广泛的健康益处。因此，将运动纳入日常生活的习惯，不仅对身体健康至关重要，更对激发大脑潜能、增强个体的心理健康发挥着不可替代的作用。这些见解强调了在公共健康推广和个人生活选择中，积极参与运动的重要性和必要性，特别是在面对当代社会生活节奏加快和儿童青少年学业压力增大的背景下，运动成为连接身心健康的重要桥梁，其价值不容忽视。

（二）重视 DA 系统的保护及补充

1. DA 缺乏的原因

DA，这种在人类大脑中广泛存在的神经递质，对于人们的行为、动机和心理健康起着至关重要的作用。然而，在儿童青少年中，DA 水平的缺乏可能由多种因素导致。第一，营养不良的影响。例如，蛋白质摄入不足可能导致酪氨酸（DA 的前体）不足，此外，维生素 B6、维生素 B9、铜、锌或铁等辅助因子的缺乏也会妨碍 DA 的合成。第二，接触到 DA 消耗药剂。某些天然补充剂和药物，如 5-HTP、甘草、木兰树皮、褪黑素、白桑，可能会消耗 DA，从而影响其水平。第三，健康状况低下。例如，躁郁症、慢性炎症、抑郁症、荷尔蒙失调、肥胖、精神分裂症、药物滥用、甲状腺疾病等，均与 DA 水平低下有关。第四，处方药和娱乐药物的影响。诸如三环类抗抑郁药、治疗恶心呕吐的药物、抗精神病药等 DA 拮抗剂，以及酒精、大麻、可卡因等娱乐性毒品，都可能影响 DA 的活性和合成途径。第五，DA 失调行为。常见的上瘾行为，包括过度摄入咖啡因、糖，购物玩电子游戏，使用智能手机和寻求刺激等，都可能导致大脑中的 DA 水平异常升高，随后出现受体下调，从而减少 DA 的敏感性和有效性。第六，长期逆境的影响。例如，长期的贫穷、悲伤、家庭暴力或社会歧视等极端逆境，可能导致 DA 的减少，这在某些情况下可能与童年的创伤体验有关。第七，电磁辐射的潜在影响。例如，电子设备，尤其是手机发出的电磁辐射，可能会影响 DA、血清素和去甲肾上腺素等神经递质的水平。针对上述 DA 缺乏的原因，一些潜在的解决方案包括改善饮食习惯、减少对某些药物和补充剂的依赖、避免过度依赖电子设备、改善社交和心理环境、提升整体生活质量等。这些措施可以在一定程度上帮助人们提升 DA 水平。

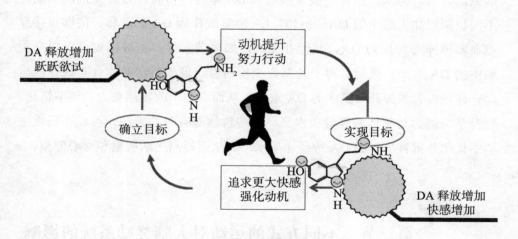

DA 与动机及行为密切相关

2. 补充 DA 的方法

首先，重视通过饮食增加 DA 含量。尽管直接通过食物摄入 DA 对大脑的影响有限，因为 DA 无法穿过血脑屏障，但人们可以通过摄入富含酪氨酸的食物来间接促进 DA 的生成。酪氨酸是一种氨基酸，是 DA 的直接前体。

蛋白质丰富的食物，如动物产品、苹果、香蕉、豆类、甜菜、巧克力、绿叶蔬菜、燕麦、橄榄油、花生、芝麻等都含有丰富的 L-酪氨酸。此外，蚕豆作为少数直接含有左旋多巴的食物之一，对于提高大脑中 DA 水平也有积极作用。其次，避免过量摄入降低 DA 的食物。不是所有食物都有利于 DA 的合成，有些成分虽然能够暂时促进 DA 的释放，带来短暂的满足感和快乐，但长期来看，这种不稳定的高峰与低谷模式却可能导致大脑对 DA 的反应性降低。这种降低反应性，就像是大脑对这些"快感"食物的耐受性增加，需要越来越多的刺激来达到同样的满足感，最终可能导致 DA 的自然水平下降。因此，为了维护大脑的化学健康和情绪稳定，选择正确的食物至关重要。减少饱和脂肪和高糖食物的摄入，转而选择富含复杂碳水化合物、优质蛋白质和健康脂肪的食物。例如，全谷物、新鲜水果蔬菜、坚果和鱼类，这些都是支持大脑健康和 DA 平衡的优秀选择。通过这样的饮食调整，人们不仅能够促进身体健康，还能够保持情绪的稳定和生活的乐趣，走向更加快乐和满足的生活方式。再次，尽管不能直接购买 DA 本身，但有许多补充剂能够通过不同机制增加大脑中的 DA。例如，L-酪氨酸作为 DA 的前体，能够直接穿越血脑屏障并转化为 DA。其他补充剂，如姜黄素等，也被证实可以提高大脑中的 DA 水平。最后，对于儿童青少年而言，健康科学的饮食与规律的运动一样可以有效提升大脑中的 DA 水平，从而有助于改善注意力、调节情绪、提升学习能力与整体心理健康水平。这些自然而有效的方法，可以在日常生活中优化儿童青少年的 DA 神经递质水平，从而提高生活质量和身心健康。

第三节　不同方式的运动对大脑奖励系统的影响

运动对大脑功能的积极影响，不仅在动物模型中得到了证实，而且在越来越多的人类临床研究中获得了广泛认可。这种影响背后的机制复杂多样，包括减少神经炎症、促进血管新生、增强抗氧化作用、提高能量适应能力，以及调节神经营养因子和神经递质。具体来说，运动可以动态调整多种神经递质，如 DA、去甲肾上腺素和五羟色胺，这些神经递质都在人们的大脑功能中发挥着重要作用。此外，不同形式的运动会对大脑产生不同的影响。本节的重点内容是探讨各种运动形式如何影响大脑的奖励系统。大脑奖励系统是一套复杂的神经网络，它关联着人们对快乐、动机和奖励的感知。运动通过与这个系统的相互作用，可以在一定程度上改变人们对奖励的感受，影响人们的行为和情绪。例如，定期参与运动活动的人可能会发现他们对食物或其他奖励刺激的反应发生了改变，这可能是由于他们的大脑奖励系统经历了一系列积极的调整。这样的科学发现不仅为运动的健康益处提供了更深层次的理解，也为人们提供了改善心理健康和提升生活质量的新思路。

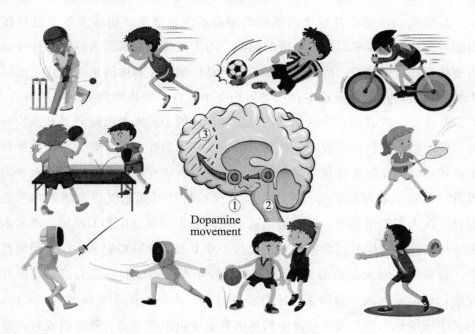

不同运动对大脑奖励系统的功能的影响可能存在差别

一、有氧运动对大脑奖励系统的影响

近年来的众多研究已经揭示了有氧运动对改善情绪、降低压力水平乃至提升认知功能——包括注意力、记忆力和问题解决能力——的显著益处。DA，作为一种关键的神经递质，对于调节动机、记忆、奖励和注意力发挥着至关重要的作用。血清素则影响情绪、睡眠和食欲等多个方面。因此，定期进行有氧运动的人往往能体验到这些积极的心理和身体效应。这些积极影响不仅适用于健康人群，对于许多精神健康障碍患者也同样有效。有研究认为常规有氧运动训练是一种有效的抗抑郁干预措施，特别是对于被诊断为重度抑郁症的成年人。因此，有氧运动不仅是保持身体健康的一种方式，还是提升心理健康水平、缓解精神疾病症状的重要手段。这些发现强调了运动在维护整体健康方面的重要性，尤其是在当今快节奏、高压力的生活环境中。

（一）运动与大脑中 DA 和血清素水平的关系

虽然运动改善心理健康的确切机制尚不完全清楚，但许多研究已经指出它对大脑中 DA 和血清素功能的影响。由于直接测量人类大脑中的神经递质变化存在一定难度，因此，许多关于运动影响 DA 和血清素的研究主要基于动物模型。在运动过程中及运动后约 2 小时内，啮齿动物大脑中的海马、前额叶皮质、纹状体、中脑和脑桥髓质等区域的 DA 水平出现显著升高。同时，在运动的啮齿类动物中，研究人员也观察到额叶皮层、海马、纹状体和中脑等区域的血清素含量增加。然而，并非所有研究都观察到血清素水平的提升，这暗示着可能需要特定的运动强度或持续时间来促进血清素水平的提升。在人类的研究中，单次运动被证明可以提高血液中的 DA 和血清素水平。例如，一些研究已经将这些变化与心理上的益处联系起来。在一项研究中，健康的年轻人在运动 30 分钟前后进行了血液测试和注意力测试。研究发现，运动后血液中血清素水平升高，且参与者在测试中表现更佳。此外，测试中进步最大的参与者血液中的血清素水平也出现了最大幅度的提升。然而，目前尚不清楚这些血液中的神经递质水平变化如何映射到大脑中的化学变化。正电子发射断层扫描是评估人类大脑神经化学变化的少数方法之一。在一项使用正电子发射断层扫描的研究中，研究人员评估了 12 名健康的常规有氧运动者在跑步机上跑步 30 分钟对 DA 浓度的影响。令人意外的是，他们并没有发现跑步显著提升 DA 水平，这可能是因为研究中的运动强度不够。

综上所述，运动对大脑中 DA 和血清素水平的影响是一个复杂的科学问题，需要更多深入的研究来解答。这一发现不仅为人们理解运动如何改善心理健康提供了新的视角，也为未来的相关研究指明了方向。

（二）运动如何改变大脑功能

在探索运动如何影响大脑功能的过程中，大脑的可塑性是一个关键概念。一些研究人员推测，长时间运动后感到疲劳的原因可能与 DA 和血清素这两种神经递质水平的变化有关。这一理论认为，虽然这两种递质的水平最初都会提升，但随着时间的推移，DA 水平开始下降，而血清素水平保持升高，从而导致疲劳感的出现。此外，一些研究表明，有氧运动和大脑奖励处理机制之间可能存在相互作用。为验证这些假设，研究人员进行了一系列的二次数据分析，使用功能性磁共振成像评估了经典的 RPE（评估知觉努力）任务的神经反应，以及健康年轻成年女性自我报告的有氧运动数据。从研究结果中发现，运动或食物限制可能会改变大脑回路的相反作用，从而影响个人的饮食失调行为。简而言之，运动不仅对身体健康有益，还可能通过改变大脑的化学和功能性回路来改善饮食习惯和心理健康。这一领域的研究不仅增进了人们对运动心理学和神经科学的理解，也为改善个体健康和行为提供了新的视角。

二、无氧运动对大脑奖励系统的影响

在过去的十几年中，科学家提出了一个引人入胜的假设：人类可能通过大脑内的 DA 系统来激发对无氧运动的兴趣。这个假设源于动物研究模型，这些研究支持多巴胺能信号在调节身体活动，特别是无氧运动参与方面的作用。然而，关于无氧运动，如抗阻训练，对人类大脑活动影响的研究仍然相对有限。不过，目前的研究已经开始揭示无氧运动与大脑中与奖励相关区域的激活之间的联系。这些研究表明，参与无氧运动的个体可能会由于 DA 系统的激活而感到更加有动力，这使得他们更容易开始并持续这类运动。更进一步，定期参与无氧训练可能导致神经奖励系统的改变，这种改变可能无意识地强化参与这类运动的行为。这可以解释为什么某些人倾向于选择无氧运动作为他们的主要锻炼方式。这种发现为人们提供了一个全新视角，即无氧运动可能通过激活和改变大脑奖励系统，从而增强个人的运动动力和持久性。这种认识对于理解不同运动形式如何影响人们的心理和行为模式至关重要，也为制订更有效的健身计划和促进运动习惯的形成提供了科学依据。进一步的研究可能揭示无氧运动如何在脑科学和运动生理学领域内发挥其独特作用，这对于推动人们选择健康生活方式具有重要意义。

三、急性与长期运动对大脑奖励系统的影响

（一）急性运动的影响

在肥胖防治的研究领域，急性运动的影响引起了科学家的关注。尽管大部分研究集中在通过增加能量消耗来减轻体重，但关于运动通过奖励机制调节饮食行为和能量摄入的研究相对较少。有研究显示，急性运动能减少肥胖儿童青少年对食物的能量摄入和对食物相关刺激的神经反应，但对非肥胖人群则无显著影响。即便肥胖者在运动后总能量摄入量没有减少，能量平衡也会因运动后的能量消耗而改变。运动可能会增加饱腹感，同时抑制由于享乐驱动的进食行为。此外，急性运动还能显著改变肥胖儿童青少年外周血中的胰岛素、瘦素和生长素释放肽等食欲相关激素水平，这些激素可能直接或间接影响 VTA-NAc-DA 神经元，从而调节奖励系统的功能，影响进食行为和进食后的奖励感受。

（二）长期运动的影响

长期运动的影响则更为深远。例如，经过 12 周的低强度或高强度有氧训练后，肥胖儿童青少年的血清瘦素和生长素释放肽水平显著下降，特别是高强度有氧训练显著降低了他们的能量摄入量。动物实验也提供了相似的证据，表明在肥胖动物模型中，有氧训练可以通过 VTA-NAc-DA 神经元可塑性的改善，提升食物奖励感，从而减少体重增加并改善身体成分。这些发现

表明，长期运动可能提高肥胖儿童青少年对食物奖励的反应，抑制其享乐性进食。

这些研究成果强调了急性和长期运动对大脑奖励系统的潜在影响，尤其是在肥胖预防和治疗方面。运动不仅能够作为一种有效的体重控制手段，还能通过改变大脑对食物的奖励反应来影响饮食习惯，为肥胖治疗提供了一个全新的视角。这些发现对于理解如何通过运动来优化人们的生活方式具有重要意义。

第四节 运动为什么有益于大脑奖励系统功能？

动物和临床研究的发现正在揭示一幅更加全面的运动影响图景，这不仅包括运动对心血管和新陈代谢的益处，还有它在改善情绪和认知能力方面的重要作用。特别是在大脑奖励系统中，运动对纹状体和伏隔核——这两个在奖励系统中扮演核心角色的大脑区域——的影响尤为显著。运动可以促进这些区域的神经发生和突触可塑性，这是运动对认知和情绪产生积极影响的关键机制之一。虽然人们仍在努力解码运动诱导的神经可塑性的具体分子机制，但已有证据表明，某些神经营养因子和血管生成因子，如 BDNF 和 IGF-1，以及不同的神经递质系统——包括谷氨酸、GABA、内源性大麻素和单胺类神经递质——可能在这一过程中发挥关键作用。运动所引起的大脑形态、化学和功能层面的变化不仅为人们提供了运动益处的生物学解释，还揭示了它在改善学习和记忆、抗抑郁和抗焦虑效果、减少与衰老相关的认知衰退以及改善神经退行性疾病症状方面的潜力。本节在探讨了大脑、认知、神经递质系统、神经可塑性、奖励和行为任务等基本神经生理学概念的基础上，重点讨论了运动所引起的神经可塑性变化、奖励功能的变化以及这些变化的潜在驱动因素。这种综合性的探讨不仅对于科学界深入理解运动如何影响大脑具有重要意义，对于普通大众来说，了解这些信息也有助于更好地利用运动提升身心健康。

一、运动与大脑：一段神奇的神经生理旅程

大脑，这个神秘且不断变化的器官，贯穿人们的一生，经历着多种急剧和缓慢的变化。在这个过程中，运动与大脑之间的深刻联系逐渐显现。经常运动对心血管健康和新陈代谢有益，能显著降低肥胖、2 型糖尿病、心脏病、癌症等多种疾病的风险。但它的影响不止于此，它还能深刻地影响人们的中枢神经系统。规律的体育锻炼不仅能提高人们的认知能力，减少随年龄增长而来的记忆力下降，还能缓解神经退行性疾病的症状。它还能加快受损神经元的愈合速度，并在抑郁症的治疗中发挥作用。然而，运动如何产生这些神奇效果的具体机制还有待进一步探索。这些变化涉及大脑中的多种细胞和分子系统，如神经递质、神经营养因子等，它们共同维持着神经元网络和突触的功能。

（一）大脑的基础构造与功能

大脑由超过 1 000 亿个神经元构成。这些神经元通过一种被称为轴突的细长纤维相互连接，负责将电信号（动作电位）传递到大脑或身体的其他部位。大脑的生理功能主要在于对身体其他器官进行集中控制，它不仅控制和协调人们的感觉系统和肌肉运动，还负责维持社会行为、身体机能（如心脏跳动、呼吸、血压、体液和体温平衡）。此外，大脑是人们认知、情绪、记忆以及各种形式学习的源泉。

（二）大脑：身体的超级计算机

大脑不仅是高级心理功能的总指挥部，如意识思维、感知、智力、记忆和复杂运动控制，它还分为两个独特的部分：左右大脑半球。大脑半球的表面布满了复杂的褶皱，这些褶皱被称为神经皮层，包括外层的灰质和内层的白质。灰质由神经元的细胞体、树突、神经胶质细胞（如星形胶质细胞和少突胶质细胞）、突触等构成，而白质则由连接大脑不同区域的轴突组成。每个大脑半球都掌管着不同的行为和控制活动。右半球通常被视为负责创造性

思维的部分，而左半球则更多关联于理性和分析性思考。这两个半球通过胼胝体——一大束神经纤维——紧密相连，共同参与大脑的整体活动。虽然某些功能在一个半球中似乎更为突出，但实际上两个半球都在整个大脑活动中扮演着重要的角色。

大脑的第二大部分是小脑，它位于大脑半球的下方，部分被大脑半球所覆盖。小脑由白质构成的内部和一层薄薄的、密集折叠的灰质构成。它负责处理来自大脑和身体其他部分的信息，涵盖诸如精细运动协调、平衡、肌肉张力和身体位置感等多种功能。

一般来说，大脑中有四个主要的区域，被称为脑叶：额叶、枕叶、顶叶和颞叶。每个脑叶都有其特定的功能，很多复杂的能力依赖于跨叶的神经网络协同工作。额叶位于前额下方，是认知、推理、社交行为和运动技能的中心。顶叶位于额叶后方，处理感觉、知觉和空间推理。枕叶，大脑四叶中最小的一个，位于大脑的后部，是视觉处理的主要区域。最后，颞叶位于大脑两侧，主要负责处理听觉和嗅觉信息。这四个脑区通过密集的神经网络协同工作，维持着人体的整体平衡和协调。

（三）大脑的奇妙旅程

人类大脑的发展是一个复杂而神奇的过程，它是基因指令和环境因素共同作用的结果。在这个过程中，基因不仅引导大脑的初始发育步骤，还决定着神经连接和网络的形成。大脑发育的起点是一群特殊的细胞，被称为祖细胞，它们是神经元和神经胶质细胞的前身。这些祖细胞首先集结在一种名为神经板的结构中。随后，神经板通过折叠形成神经管，这是一个初期的胚胎结构。在胎儿发育过程中，神经管内部的沟槽和褶皱逐渐变得更加复杂，形成了大脑的不同层级。神经管的前端发育成为端脑，随着细胞的分裂和增殖，端脑迅速扩大，最终形成了大脑。在这个过程中，一些细胞分化成为神经元和神经胶质细胞，它们是大脑的主要细胞类型。这些新生的神经元随后迁移到大脑的不同区域，并自我组织成大脑的主要结构。

当神经元到达它们的目的地后，它们开始延伸轴突和树突，通过突触与其他神经元进行通信。这些突触间的交流促成了特定神经线路的建立，这些线路负责处理感觉和运动信息，构成了人们行为的基础。大脑发育的早期阶段中，首先完全发育的是脑干和中脑，它们负责控制生命的基本自主神经功能。出生时，这些神经系统的下半部分已经发育成熟，而如边缘系统和大脑皮层这样的高级区域仍然相对原始。参与调节情绪、认知和语言等复杂功能的大脑区域在孩子出生后的前 3 年内迅速成长，并在随后的 20 年继续发展和完善。

二、神经可塑性：大脑的适应与变化

神经可塑性是指人们的神经系统拥有在各种外部和内部因素影响下改变其功能或结构的能力。这个概念最早可以追溯到 19 世纪末的神经学家圣地亚哥·拉蒙·卡哈尔（Santiago Ramón Gajal），他首次描述了成年人大脑结构的非病理性变化。

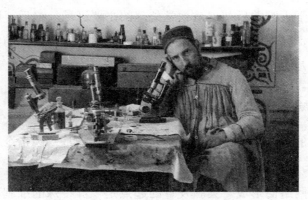

圣地亚哥·拉蒙·卡哈尔（1852—1934）

在更广泛的意义上，大脑可塑性是指它在细胞、分子和系统层面上对结构和功能的适应性改变。这种改变不仅涉及大脑某些区域的形态变化和神经元网络的重组，还包括神经元连接的改变、新神经元的生成，以及神经生化过程的变化。神经科学家将这种可塑性分为突触可塑性和非突触可塑性，前者涉及神经元之间连接方式的改变，而后者涉及神经元本身的改变。神经可塑性的调节可以发生在小范围内，如单个神经元的物理变化，或者在整个大脑范围内，如在受损后的大脑皮层重塑。

在生命的早期，大脑中的突触可塑性特别强，这意味着在这个时期，大脑对外界刺激的响应和适应能力最强。随着年龄的增长，这种可塑性会逐渐减弱，但并不完全消失。研究表明，成年大脑仍具有相当程度的可塑性，能够根据感觉、视觉、听觉信息的变化进行重组。普遍认为，大脑在整个生命周期内都具有惊人的潜力，可以根据环境输入的变化重新塑造其形态和功能。这种可塑性是正常发育和成熟、技能学习、记忆形成、伤口愈合，以及对感觉剥夺或环境变化的响应的基础。

通常，成人的大脑可塑性处于一种较为静默的状态，但通过特定的感觉或运动干扰，这种可塑性可以被重新激活，从而改变大脑皮层回路中的活动水平和模式。目前，神经科学家正密切关注大脑可塑性的分子机制，其中钙离子、通道、谷氨酸、NMDA 受体、自由基、脂质过氧化物和神经营养因子等分子在这些过程中起着至关重要的作用。

（一）神经再生：成年大脑的更新能力

1. 成年神经发生

神经可塑性中一个特别吸引人的领域是成年神经发生，即在成年人的大脑中新神经元的形成。长期以来，人们认为成年大脑不能产生新的神经元，但最新研究显示，这种神经元的生成实际上在大脑的特定区域发生，尤其在海马区的脑室下区和齿状回。虽然这些新生神经元的数量相对于大脑细胞总数来说是少量的，但它们的存在为大脑修复和再生提供了新希望。例如，在小鼠模型中进行研究，甚至发现成年黑质区域也能产生新神经元。这表明即使是受损的大脑区域，在功能上也有可能得到修复和重新激活。

2. 损伤后的大脑修复

对于青少年或成年人大脑的损伤，如缺血性损伤，会激活脑室下区的细胞增殖，产生神经元前体细胞。这些前体细胞沿着血管迁移到受伤区域。然而，由于缺血性脑区的炎症反应，只有少数神经元前体能够存活并适当地整合到功能性神经元网络中。有趣的是，研究表明抗炎药物可能有助于加强这一过程的神经发生。

（二）突触可塑性：连接的强化与削弱

突触可塑性是哺乳动物大脑的一个基本组织特征。它描述的是神经元之间的连接被加强或削弱，新的突触形成或现有突触被移除的过程。这种可塑性的潜力在一生中会有所变化，通常在出生后不久达到顶峰，然后随着年龄增长而逐渐下降。儿童和青少年时期尤为关键，因为这是学习和记忆能力发展的重要时期。突触可塑性广泛存在于成年大脑的不同区域，如海马、纹状体或小脑。它涉及兴奋和抑制过程的改变、长时程增强（LTP）或长时程抑制（LTD）的变化、神经元兴奋性的调节，以及需要更长时间发生的解剖学变化。

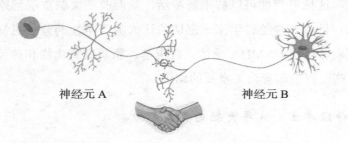

神经元 A　　　　　　　　　　　神经元 B

不同的神经元形成突触用于神经信息的传递

三、运动引起大脑多样变化

神经可塑性不是仅限于早期发育阶段，而是贯穿于整个生命周期，从儿童时期的学习和记忆形成，到成年期间的复杂运动控制，乃至伤后的大脑修复和恢复。神经可塑性的存在意味着人们的大脑绝非一成不变，而是一个动态变化、持续适应的系统，涉及多种机制的协同工作。这包括新神经元的形成、神经元的形态学变化、细胞凋亡过程的调节、突触活性的增加或减少、神经网络的重新组织等。这些过程共同构成了大脑响应学习、记忆和运动等刺激的基础。

（一）运动与神经可塑性：大脑的适应与变革

尤其值得注意的是，运动对增强神经可塑性的作用。运动不仅对身体健康有益，还对大脑的结构和功能产生深远影响。运动能增强神经可塑性，但其确切的机制仍有待进一步研究。目前的科学研究表明，运动可能影响多种神经营养因子、血管生成因子，以及神经递质系统，从而促进大脑的适应性变化。例如，运动能提高大脑中某些关键神经营养因子的水平，这些因子对神经元的生长、存活和连接至关重要。未来的研究可能会更深入地探讨运动如何通过这些分子途径具体影响大脑功能，以及如何利用这些知识来优化运动方案，以支持大脑健康和认知功能。同时，这些研究也可能为治疗各种神经退行性疾病和大脑损伤提供新的见解。

（二）营养因子：大脑生长与发育的关键助手

1. 神经生长因子：大脑发展的驱动力

在人们的大脑和脊髓的发育过程中，干细胞和祖细胞——神经系统的基石——的增殖和分化受到一系列生长因子的精密调控。这些生长因子在成年期依然发挥着至关重要的角色，不仅影响着突触可塑性，即神经元之间连接的强度和效率，还涉及神经发生、认知处理能力和奖励系统的调节。运动，作为一种强大的大脑刺激手段，已被证明能显著增加神经可塑性。这一过程涉及多种生长因子参与，如 BDNF、IGF-1、血管内皮生长因子（VEGF）、神经生长因子（NGF）和碱性成纤维细胞生长因子-2（bFGF-2）。这些因子在运动后的大脑中增加，促进神经元的健康和功能。

2. BDNF：大脑重要的保护者

BDNF 是大脑可塑性的一个关键调节因子。它通过特定的受体（如 TrkB 受体）发挥作用，促进神经元的分化、增殖和存活。研究表明，BDNF 能够改善突触可塑性、促进神经发生，并通过增强长期磷酸化过程，对认知功能产生积极影响。动物实验显示，短期的自愿运动（如跑轮运动）可显著增加包括海马在内的大脑区域中的 BDNF 水平。同样，在人类的研究中，经过几个月的耐力训练，受试者的内颈静脉血液中 BDNF 水平有所增加。

3. IGF-1：大脑增长的关键因素

IGF-1 主要由肝脏在生长激素刺激下产生，是调节细胞生长、分化和存活的重要因子。在神经系统中，IGF-1 被认为是关键的神经营养因子，影响神经发生、分化、增殖和突触可塑性。运动不仅能增加血浆中的 IGF-1 水平，也能提升大脑内的 IGF-1 含量。事实上，血液中的 IGF-1 通过特定的载体蛋白能够穿越血脑屏障，进入大脑，其中它可能通过增强 BDNF 的水平来直接或间接地促进空间学习和记忆过程。

4. 其他营养因子的作用

除了 BDNF 和 IGF-1，其他如 bFGF-2 和 NGF 等营养因子也被证明受运动调节，并影响成人神经发生。尽管相较于 BDNF，这些因子的增加在数量上可能较小且短暂，它们仍然在运动诱导的神经可塑性中发挥着重要作用。

（三）神经递质：大脑沟通的精密系统

神经递质不仅仅是大脑中的信使分子，它们在调节神经可塑性——神经系统的自我调整能力——中扮演着关键角色。这些分子使人们的神经细胞能够有效沟通，从而影响学习、记忆和大脑的其他重要功能。

1. 谷氨酸和 GABA：大脑平衡的维护者

谷氨酸，作为大脑中重要的兴奋性神经递质之一，对学习和记忆过程中的神经祖细胞增生和神经发生至关重要。运动可增加与谷氨酸相关的 NMDA 受体的活性，进而促进神经可塑性。与此同时，GABA 作为主要的抑制性神经递质，在神经系统的平衡中发挥着关键作用。GABA 对于维护和改变神经元活动模式至关重要，特别是在运动过程中，这一系统的调节可能会改变海马等大脑关键区域的神经可塑性。

2. 内源性大麻素系统：运动中的积极参与者

运动还能激活大脑的内源性大麻素系统，这一系统在中央和外周组织中产生，尤其在进行耐力运动时，其浓度会显著增加。内源性大麻素通过与大脑中的 CB1R 受体结合，对抗抑郁、减轻焦虑以及改善奖励系统等方面产生积极效应。这一发现揭示了运动如何通过改变大脑化学环境来促进精神健康。

3. 单胺类神经递质：情绪和认知的调节者

5-羟色胺、多巴胺和去甲肾上腺素这些被称为单胺类的神经递质，在调节情绪、神经元存活和突触可塑性方面起着至关重要的作用。这些物质可能是运动带来的积极大脑效应的关键。长期运动被发现可以显著提高大脑中这些单胺类物质的水平，与久坐生活方式相比，这一点尤为显著。

四、运动的全面益处：心脏、肌肉和大脑的共同受益者

不同路径、相同目的的有氧训练，如跑步和游泳，被广泛认为对心血管健康和新陈代谢功能有益处。与此同时，抗阻训练，如举重，对增强肌肉力量和提高骨密度具有显著效果。但除了这些明显的身体好处，越来越多的科学研究揭示了运动对大脑功能的积极影响，尤其是在神经可塑性方面。近年来的研究显示，有氧运动和抗阻运动在促进神经可塑性方面具有相似的积极作用。有研究比较了这两种运动类型的效果，并发现在进行了 8 周的训练之后，两者都能在学习和空间记忆方面带来显著改善。然而，这两种类型的运动似乎通过不同的分子途径实现了对大脑的益处。有氧运动被发现可以增加大脑海马区的 IGF-1、BDNF、TrkB 和 β-CaMKII（一种钙/钙调素依赖性激酶）水平，这些都是与神经元生长和认知功能密切相关的分子。而抗阻运动则促进了外围和海马区 IGF-1、IGF-1R 和 AKT 的水平提升，这些分子也在神经保护和认知功能中扮演关键角色。这表明，尽管有氧运动和抗阻运动在分子层面上采取不同的路径，但它们在提升学习和空间记忆方面达到了相似的积极效果。

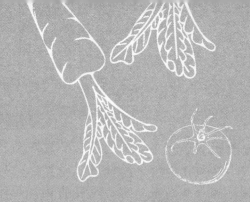

第六章

儿童青少年健康的双重支柱：
运动与饮食

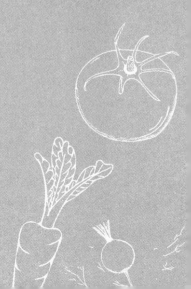

在现代社会的快速发展中，儿童青少年的饮食习惯成为公共健康关注的焦点。研究不断揭示，运动和饮食是构建儿童青少年健康成长的两大基石。适宜的体育运动不仅对他们的身体健康至关重要，还能促进身体发育，增强肌肉、骨骼和心肺功能。更为重要的是，运动能提升免疫力，预防多种疾病，促进儿童青少年健康成长。家长和教育工作者应积极鼓励儿童青少年参与体育活动，并培养他们的运动习惯。这不仅是为了他们的身体健康，还是因为运动能影响大脑的发展和功能，提升认知能力和情绪管理能力。良好的饮食习惯对于儿童青少年的身心健康同样至关重要。不平衡的饮食会导致肥胖、糖尿病、高血压等多种健康问题，同时会影响他们的学习能力和情绪状态。因此，家长和教育工作者需要引导儿童青少年养成健康的饮食习惯，如多吃水果、蔬菜和全谷类食物，减少高脂肪、高糖和高盐食品的摄入。值得注意的是，运动和饮食之间存在着密切的相互关系。由于运动能够改善大脑的结构和功能，它也可能对儿童青少年的饮食行为产生积极的影响。例如，运动可以增强自控力，从而帮助年轻人更好地抵制高糖、高脂肪食品的诱惑，促进更健康的饮食选择。通过正确利用运动与饮食之间的这种互动关系，家长和教育工作者可以更有效地促进儿童青少年的整体健康和幸福。

第一节 运动如何影响儿童青少年的食欲

一、食欲及其复杂性

食欲，这种控制人们进食行为的强大力量，是人们日常生活中的一个核心要素。它不仅涵盖了食物的摄入、选择和偏好，还包括人们对食物的享乐反应和味觉意愿。合理的饮食为人们提供生存所需的关键营养，但吃得过多、过少或在不适当的时刻吃食物都可能导致健康问题。食欲是由复杂的生理和心理因素共同决定的，包括两种主要类型：稳态食欲和享乐食欲。稳态食欲关注维持能量平衡和身体需求，而享乐食欲则与食物的感官享受和满足感相关。这些食欲的调节机制涉及前额叶皮层、下丘脑和纹状体等大脑区域，是神经系统严格控制的一部分。

外周食欲调节激素，如胃饥饿素（ghrelin）、胰高血糖素样肽 -1 等，在短期内调节人们的食欲，而脂肪细胞分泌的瘦素和肝脏分泌的胰岛素则对食欲产生长期调节作用。这些激素如何影响人们的食欲和饮食行为，是一个高度复杂且精密的生理过程。食欲的自我调节不仅受到个人的心理和生理状态的影响，还受到社会和环境因素的影响。就像其他自我控制的挑战一样，食欲的自我调节能力不是固定不变的，而是需要通过意识和努力来维持和提升的动态平衡。对于儿童青少年来说，运动不仅对身体发育至关重要，还可能对他们的食欲产生影响。运动能改变大脑的工作方式，可能对食欲调节区域产生影响，进而影响饮食行为。理解运动如何通过这些复杂的生理和心理途径影响食欲，对于促进儿童青少年的健康饮食习惯至关重要。

二、影响食欲的因素

(一) 激素

食欲控制信号主要通过激素、细胞因子和神经递质等途径传递给大脑。这些信号首先被大脑的脑干孤束核接收，然后传递到下丘脑等中枢神经系统区域。位于下丘脑的弓状核是食欲调控的关键区域，它综合处理和整合这些信号，最终影响我们的进食行为。

食欲素 −A 和食欲素 −B 是两种重要的食欲调控激素，主要由下丘脑外侧区的神经元产生。它们通过与特定的受体结合，对人们的进食行为产生影响，包括控制稳态食欲和基于奖励的进食。例如，特定药物可以通过抑制这些受体的活性来减少食物摄入和强迫性进食行为。

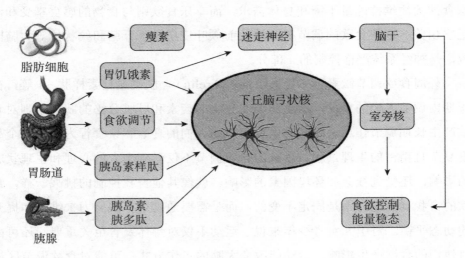

稳态食欲的调节

生长素是另一种重要的食欲调节激素。研究表明，生长素信号与食欲素系统的相互作用在调控食欲方面具有重要作用。例如，生长素可以激活下丘脑外侧区含食欲素的神经元，并通过影响大脑中的多巴胺系统，从而调节食物摄入和奖励行为。

除食欲素外，其他一些激素也在食欲调控中扮演重要角色。例如，缩胆囊素、GLP-1等胃肠激素通常发挥厌食作用，而与脂肪组织含量相关的瘦素和胰岛素则与长期的能量平衡调控有关。

（二）功能性细菌代谢物

肠道菌群，这个人们身体内的微生物群体，通过分解和利用食物中的纤维、脂类和氨基酸等营养物质，产生多种功能性代谢物。这些代谢物在调节人们的食欲和采食量方面起着重要的作用。

1. 短链脂肪酸

短链脂肪酸（SCFAs）是由肠道细菌通过发酵非消化性碳水化合物产生的代谢物，主要包括乙酸、丙酸和丁酸。它们对食欲的调节作用主要体现在两个方面：一方面是通过影响外周器官活动，促进食欲激素的产生，形成肠—脑神经回路；另一方面，特别是乙酸，能直接影响大脑食欲神经元的表达。

2. 次级胆汁酸

次级胆汁酸（BAs）是人们体内一个隐藏的超级英雄，拥有调节食欲的超能力。这些神奇的分子起源于肝脏，肝脏将它们合成并释放到肠道中，那里的细菌再将它们转化成如石胆酸和脱氧胆酸等次级形态。但它们的任务远不止于此。次级胆汁酸的真正魔力在于它们如何与人们身体中的特定受体互动，激活这些受体后，它们就像拥有魔杖的巫师一样，能够精准地调节食欲激素的分泌。这种调节作用意味着次级胆汁酸在控制人们对食物的渴望中扮演着关键角色。想象一下，当你坐下来准备享受一顿美味的餐点时，你体内的这些分子正在默默地工作，通过精细调整激素水平，帮助你感到满足，避免过度进食。

3. 支链氨基酸

支链氨基酸（BCAAs）包括异亮氨酸、亮氨酸和缬氨酸，是必需氨基酸，主要从食物中获取。它们的平衡对宿主摄食有促进作用，通过激活氨基酸受体和调节下丘脑食欲通路影响神经元表达。

4.GABA

GABA 在人们大脑的神秘世界里扮演着一位平静的守护者。作为中枢神经系统中主要的抑制性神经递质，GABA 就像是大脑中的一个冷静的调节器，负责保持神经系统的平衡和宁静。但它的故事远不止于此。有趣的是，这种强大的分子竟然由人们体内的肠道菌群产生，它们在人们的身体中游走，通过一条被称为"肠—脑通路"的信息高速公路，直接对人们的食欲进行调控。这种从肠道到大脑的直接对话揭示了一个惊人的事实：人们的食欲不仅是由大脑控制，也受到体内微生物世界的深刻影响。

总之，在人们身体内部的微观世界里，肠道菌群及其产生的代谢物担任着一群无形的调节师，默默地在食欲的大舞台上指挥着每一个动作。这些微小的生物伙伴不仅仅是消化过程中的旁观者，它们通过直接与大脑神经元进行对话，以及间接调整那些控制人们饥饿和满足感的激素水平，成为人们饮食行为背后的关键力量。这种以微生物学为基础的食欲调控策略的探索，不仅仅是对食物和营养的一个全新认识，也是对人类健康管理方法的一次革命性思考。在这个由微小生物和人类共同编织的复杂网络中，人们开始认识到，改变饮食习惯和控制食欲可能只需要从自身内部的微观世界开始。

三、青少年食欲的生理特点和食欲评价的挑战

（一）青少年食欲的独特性

在生长发育的关键阶段，青少年的身体和生理系统正在经历显著的变化。这一阶段的特点不仅体现在身高和体重的增长，还包括身体组织和系统的发展。其中，青少年的食欲和营养需求就是这些变化中的重要方面。首先，从运动系统来看，青少年与成年人相比，肌肉总量较少，肌肉中的水分和蛋白质含量也相对较低。但正因为身体正在快速生长，青少年对蛋白质、脂肪等营养素的需求量实际上是相对较高的。这解释了为什么在青春期，孩子们往往表现出更大的食量和对营养食物的需求。其次，青少年体内的激素水平与成年人有着显著的不同。生长激素和性激素在这一阶段发挥着重要作

用，它们不仅影响体重和体成分的变化，还调节着食欲。这就是为什么青少年在某些时期会出现食欲大增的情况。最后，值得关注的是青少年的神经系统发展。在这个阶段，神经兴奋和抑制的平衡还未完全成熟，这可能表现为活泼好动、注意力分散和多动等行为。这种状态是由神经元的工作能力尚未达到成人水平，工作持续时间较短所致。然而，青少年的神经元物质代谢速度快，疲劳恢复也较快，这对他们的食欲和能量消耗有直接影响。综上所述，青少年的食欲特征与成人相比有着明显的不同，这些差异是他们身体生长和发育的自然反应。了解这些特点对于保证青少年获得适当的营养和支持他们健康成长至关重要。

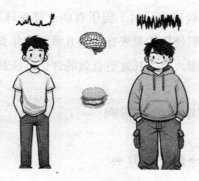

神经食物线索反应因体重而异

（二）儿童青少年食欲评价的挑战

在探讨儿童青少年食欲评估的科学问题时，人们面临一个关键的挑战：目前的评估方法和工具尚不完善。这一领域的研究对于理解和指导儿童健康饮食至关重要，但它同样充满了复杂性和挑战。首先，需要指出的是，儿童在操作和理解食欲感概念方面存在困难。这在使用最初为成人设计的进食量表时尤为明显。这些量表要求个体具备分辨不同饱腹感觉的能力，而儿童往往缺乏这种能力。直到最近，人们才开始看到有关这些量表在年龄较大儿童中的可重复性和预测有效性的研究报告。

在一项独特的研究中，研究者观察了 9～14 岁男孩在连续两天服用葡萄糖溶液后的食欲变化。结果显示，尽管他们基线食欲存在日常波动，但在葡萄糖摄入后的食欲变化却是一致的。然而，这项研究受到批评，因为在消耗能量溶液后，孩子们的食欲得分增加而不是减少，这似乎与儿童无法以定量方式完成量表的早期假设相符。此外，还有研究发现，摄入高能量测试膳食会导致食欲感降低，而这种食欲量表与下一餐的食物摄入量有强烈的预测关系。特别是在肥胖男孩中，这种相关性更为显著。此外，液体食物的摄入与固体食物相比，可能会导致不同的食欲感受。例如，成人在摄入液体形式的水果后，与固体形式相比，表现出较弱的饱腹感评分。这可能是因为液体食物产生的饱腹感较弱，消化速度较快，或者液体和半固体食物的进食率较高。有证据表明，固体食物可能会在儿童中引起更强烈的饱腹感。因此，对固体和液体形式的卡路里对儿童主观食欲和食物摄入量的影响进行比较研究，对于提供有助于健康体重的饮食指导至关重要。综上所述，虽然目前人们使用的量表在评估儿童青少年食欲方面存在局限，但这一领域研究仍在不断进步，对于开发更有效的评估方法具有重要意义。

四、运动对青少年食欲的影响

（一）运动类型对食欲的影响

运动的类型对食欲也有影响。研究指出，特定种类的运动可能会改变个体对食物的渴望，从而影响他们的饮食行为。这意味着不同形式身体活动可能在调节食欲和控制饮食方面有不同的效果。这一发现强调了理解身体活动与食欲之间复杂关系的重要性，以及在制定个性化的饮食和运动计划时考虑这些因素的必要性。

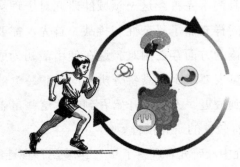

运动影响食欲

（二）急性运动对食欲的不同影响

运动对食欲的影响取决于是进行单次急性运动还是长期持续锻炼。这一点在科学研究中得到了广泛的关注。在单次急性运动之后，食欲感知通常会在运动停止后 30 ～ 60 分钟内恢复到静息状态水平。无论是有氧运动还是阻力运动，都不太可能在当天引起能量或主要营养素摄入量的显著变化。这种影响可以归因于消化道内的弥漫性内分泌细胞群。这些细胞分泌一系列激素，如产血激素酰化胃饥饿素、厌食性信号肽酪氨酸（PYY）、GLP-1 和胰多肽（PP），它们共同调节饱腹感和餐后饱腹感。在进行强度高于 60% 最大摄氧量的有氧运动期间，已有研究表明，酰化胃饥饿素的循环浓度会受到抑制。然而，阻力运动对酰化胃饥饿素浓度的影响似乎不太明确。目前的证据表明，其浓度在运动期间可能被抑制或保持不变。同时，包括 PYY、GLP-1 和 PP 在内的饱腹感激素浓度在有氧运动期间有所上升，尽管这些变化在阻力运动中似乎不那么显著。这些激素的波动是短暂的，通常在运动后数小时内恢复到静息状态。

（三）持续运动对食欲的长期影响

研究运动训练对食欲的影响对于确定运动作为控制体重的有效生活方式至关重要。然而，关于有氧运动对食欲参数的慢性影响，目前的研究结果存在较大差异。一方面，一些研究显示有氧运动训练后，禁食状态下的主观食欲有所增加；另一方面，也有研究报告显示食欲无变化或甚至降低。关于能量和主要营养素消耗的影响，一些研究认为这种影响可以忽略不计，但也有研究发现训练后能量摄入减少，蛋白质摄入量上升。抗阻力量训练后食欲的反应也被讨论。研究表明，在 12 周的运动训练后，无论是禁食还是餐后食欲都没有显著变化。

尽管研究结果不尽相同，长期运动能够通过改善对进餐的饱腹感反应来调节食欲控制系统的敏感性，实现进食动力的平衡。有证据表明，参与结构化运动训练计划的个体在食用高能量密度的膳食后，其食欲和随意能量摄入会降低。研究还检验了食欲抑制剂瘦素和胰岛素对运动训练的反应，通常发现有氧和阻力运动后瘦素水平下降，而胰岛素水平的变化则不一。运动对食欲影响研究的重点是确定最佳的运动强度和时间，以优化对食欲控制和体重管理的影响。研究已经探讨了运动持续时间、方式或诱导消耗的影响，但强度似乎是调节青少年能量摄入和食欲的主要因素。特别是，急性高强度运动（超过个体最大有氧能力的 65% ～ 70%）对超重或肥胖儿童青少年的食物摄入具有明显的抑制作用。因此，高强度运动可能作为食欲控制受损的青少年的潜在"纠正者"，帮助他们在随后的进餐中实现更加稳定的能量摄入。

（四）运动时间与能量摄入和食欲的关系

近年来，运动的时间——包括一天中的具体时段（如早晨、下午或晚上）、运动的顺序／位置（餐前与餐后）以及运动与进餐之间的时间间隔——已成为研究者关注的重要话题。这些因素对食欲和能量摄入的影响正在逐渐被揭示。

1. 运动时间安排的差异化影响

有研究认为，运动时间（如上午与下午）可能影响食欲反应。健康体重女性在运动后的饥饿感和食欲增加，而饱腹感下降。早上和下午进行的运动对超重成年女性的后续能量摄入没有显著差异，但早上锻炼可能增加饱腹感。此外，下午进行的高强度间歇性运动后，男性的饥饿感和胃饥饿素浓度增加。

2. 餐前与餐后运动的效果

有一项针对小学生的自由生活研究，比较了餐前锻炼和餐后锻炼对整体能量平衡的影响。研究中的孩子们被要求在午餐前后进行 40 分钟的运动，包括低、中、高强度运动。研究结果显示，尽管高强度运动后的能量摄入明显低于中、低强度运动，但餐前或餐后运动对能量摄入并没有显著差异。

综合这些研究可以看出，运动时机对食欲和能量摄入的影响复杂而微妙。餐前运动似乎有助于增强饱腹感和减少饥饿感，而运动强度也是一个重要因素。这些发现对于设计有效的饮食和运动干预计划具有重要的实际意义，特别是在控制体重和改善食欲控制方面。未来的研究需要进一步探讨运动与饮食模式之间的相互作用，以便更好地理解运动如何影响人们的食欲和能量平衡。

第二节　运动对儿童青少年进食动机的影响

一、儿童青少年进食动机

（一）进食动机的含义

进食动机，简而言之，是一种内在的心理倾向或驱动力，它激发并维持着人们对食物的追求和摄入。美国心理学家武德沃斯（Woodworth）在 1918 年首次在心理学领域提出了"动机"这一概念，将其定义为决定行为的内在动力。进食动机是一个非常细致的研究领域。进食动机不仅仅是简单的饥饿感，它还涉及个体接收到关于食物的信息后，通过激活大脑奖励环路而产生的一系列行为。这包括无意识的觅食行为，以及有明确目标的主动获取食物的行为。为什么人们选择吃特定的食物？这个问题对于理解健康饮食行为至关重要。人们的食物选择由多种因素决定，如口味、体重控制或健康原因。食物选择问卷是首个系统评估这些不同进食动机的尝试，为人们理解这一复杂过程提供了一个重要的工具。特别值得关注的是进食过量问题，它是儿童肥胖的主要原因之一。儿童期的肥胖不仅是一个当前的健康问题，还可能导致成年后的肥胖。由于脂肪细胞一旦形成便不会消失，因此儿童期肥胖的预防和治疗显得尤为重要。

（二）伏隔核与进食动机：揭秘食欲与大脑的微妙联系

在现代充满诱惑的食物环境中，食物线索和刺激不断增多，这加强了情绪与饮食之间的关联，进而导致享乐性进食的增加。当这些与食物相关的线索出现时，大脑的一部分，伏隔核，和中边缘系统组成的奖励环路被激活，类似于饮酒或吸烟的人在闻到酒精或香烟气味时产生的渴望。在肥胖和成瘾模型中，研究发现伏隔核中谷氨酸能突触的可塑性与主动觅食和觅药行为存在着密切联系。

谷氨酸受体是这个过程中的关键角色，它分为离子型谷氨酸受体和代谢型谷氨酸受体（mGluRs）。离子型谷氨酸受体，如 NMDARs、AMPARs 和海人藻酸受体，参与快速信号传输，而 mGluRs 则产生较缓慢的生理反应。特别是 NMDARs，在兴奋性神经传递中扮演着较为重要的角色，它是一种具有电压和递质双重门控的通道，对 Ca^{2+} 高度通透，而 Ca^{2+} 是影响突触可塑性的重要因素。NMDARs 不仅在学习和记忆中发挥作用，也是治疗多种成瘾性疾病的重要靶点，包括肥胖。研究表明，长期接触阿片类药物或兴奋剂会提升 NMDARs 亚单位的水平。在伏隔核内，吗啡戒断期间可观察到 NMDARs 上调。这些发现揭示了伏隔核在进食动机中的作用，以及谷氨酸受体在其中的重要性。通过深入了解这些机制，人们不仅能更好地理解食欲如何受大脑控制，还为治疗肥胖和成瘾提供了新的视角。

（三）伏隔核 ghrelin 与进食动机：解密食欲的脑科学

当探索伏隔核中 ghrelin 对进食动机的影响时，已深入了解了食欲如何被大脑内复杂的生化网络所调控。近年来的研究揭示了这种胃饥饿素在激发食物欲望方面的关键作用。例如，有研究通过在雄性大鼠的伏隔核中长期注射 ghrelin，发现即使在饱腹或食物受限的情况下，这些大鼠对巧克力味颗粒的获取也显著增加。而使用胃饥饿素受体拮抗剂 [D-Lys3]-GHRP-6 处理则能阻止这种增加的趋势。不仅如此，研究还发现，当直接在伏隔核中注射 ghrelin 时，会增强大鼠对蔗糖颗粒的操作性反应。相反，使用 ghrelin 受体拮抗剂 JMV2959 则能抑制这一反应。有趣的是，虽然在伏隔核壳中 ghrelin 的影响不大，但该区域似乎是 ghrelin 影响食物奖励的必要下游介质。此外，研究还表明，胃饥饿素不仅影响奖励性食物摄取，还参与稳态调节，如食物摄入量的日常调节。在伏隔核中的 ghrelin 信号传导在基于奖励的进食和空腹诱导的食欲过高方面起着关键作用。

　　GLP-1 和 5- 羟色胺，已知可减少食物摄入并影响食物奖励行为，对伏隔核内 ghrelin 相关的行为反应和食欲动机也有显著影响。实际上，使用 GLP-1 和 5- 羟色胺受体激动剂进行预处理可以显著减弱伏隔核注射 ghrelin 引起的蔗糖颗粒获取行为的增加。通过这些研究，人们不仅能更深入地了解食欲的生物学基础，还能为治疗肥胖和进食障碍开辟新的途径。这些发现强调了大脑、荷尔蒙和行为之间复杂的相互作用，为人们提供了关于食欲调节的宝贵见解。

二、运动的积极影响

　　在当前科技迅速发展的背景下，日常体育活动的减少和长时间久坐活动的增加大大提高了肥胖风险。据世界卫生组织报告，身体活动不足已成为全球第四大死亡风险因素。世界卫生组织建议成人每周进行 150 ～ 250 分钟的中等强度体育锻炼，以应对慢性病死亡风险的增加。虽然药物治疗和手术干预在短期内可能更有效，但增加体育活动被认为是缓解肥胖及其相关疾病的长期解决方案。不过，长期坚持体育锻炼对许多肥胖者来说仍然是一个挑战。

　　运动不仅能改善肥胖患者的体成分，降低体重，还能提高他们的身心健康。研究表明，运动能有效改善心血管疾病并提高心肺耐力。例如，合理的运动能显著改善高脂饮食诱导的胰岛素抵抗，并增强饱腹感信号。在动物模型中，有研究表明，自主转轮运动有助于改善肥胖大鼠的异常进食行为，并恢复 ghrelin 的正常表达，从而降低体重。

　　此外，运动还能改善大脑奖励系统的异常，从而减少过度进食。在肥胖模型小鼠中，有氧运动能显著增加纹状体中的多巴胺水平，改善奖励功能障碍，减少对高脂食物的偏爱。长期的跑台运动还能增加伏隔核中多巴胺 D2 受体的表达，提高运动效率。

　　总的来说，运动对于改善儿童青少年的进食动机具有重要意义。通过运动，不仅可以降低肥胖风险，还能优化大脑奖励系统的功能，从而有助于形成健康的饮食习惯。这一发现为预防和治疗肥胖提供了新的视角，强调了运动在维护健康生活方式中的重要性。

第三节　运动对儿童青少年食物奖励的影响

一、儿童青少年奖励系统特征：解码大脑的奖励路径

在探索儿童青少年大脑的奖励系统时，会发现这是一个精妙复杂的网络，涵盖了多个脑区，其核心是多巴胺能神经元的活动。一般来说，当条件刺激（如食物或药物等预期奖励）激活中脑的多巴胺能神经元时，这些神经元的活动与刺激预测的奖励量紧密相关。因此，这些神经元的放电被解释为奖励的信号。奖励系统涉及的关键脑区包括腹侧被盖区、腹侧纹状体、杏仁核、前额叶皮层以及海马等。这些区域各司其职：杏仁核处理负面情绪；前额叶皮层则在冲动控制、评估和决策中发挥重要作用；海马参与记忆形成。其中，腹侧被盖区是脑内多巴胺神经元聚集的核团，它将信号投射到伏隔核，构成大脑奖励系统的核心路径。这条通路的激活不仅编码奖励效应，而且能引发愉悦情绪。多巴胺对于调控边缘系统的信息具有至关重要的作用，其功能涵盖奖励、动机、学习和运动。腹侧纹状体中多巴胺传递的改变及其受体表达失调可能会对身体活动产生显著影响。通过理解儿童青少年大脑奖励系统的工作原理，人们不仅能深入了解他们的行为和情感反应，还能为改善其心理健康和行为模式提供科学依据。这一知识对于设计有效的健康促进计划至关重要，尤其是在面对当前快速变化的社会环境和挑战时。

（一）伏隔核在奖励中的核心地位：探索儿童青少年"喜欢"与"想要"的神经科学

伏隔核在奖励系统中占据着核心地位，尤其在控制人们对食物和药物等

刺激的"喜欢"反应方面发挥着重要作用。数十年的研究揭示了伏隔核的这一特性，尤其是其中的阿片类药物、多巴胺和 GABA/谷氨酸的微注射，特别是在内侧壳中，能显著增强对可口食物的追求和消费动机。然而，值得注意的是，伏隔核是一个异质结构，具有不同的解剖分区域，这些区域在介导"喜欢"和"想要"反应中具有不同的作用。除了核心和外壳的解剖学成分外，外壳内的某些次区域，如内壳的罗多拉象限，被认为是享乐特化的"热点"区域。这些热点区域在调节享乐行为中起着关键作用。例如，伏隔核内侧壳的一项研究显示，通过微注射 μ- 阿片受体激动剂（DAMGO）可以增强对蔗糖味道的"喜欢"反应。此外，伏隔核壳部的食欲素和内源性大麻素微注射也能增强对蔗糖的"喜欢"反应，这表明内源性大麻素的作用可能需要阿片类药物的协助。

这些发现表明，阿片类药物和大麻素受体通常共定位在同一神经元上，形成异源二聚体，并且两种神经化学信号可以在功能上相互作用，从而影响食物和药物奖励的动机。然而，尽管这些神经递质在伏隔核中起作用以增强"喜欢"，但中脑边缘多巴胺对于"喜欢"的反应却无明显作用。相反，多巴胺更多地与触发"想要"甜蜜奖励的行为相关联。这些洞察表明，伏隔核在人们对奖励的反应中发挥着复杂且多样的作用。

（二）ghrelin 与食物奖励调节：探究青春期大脑如何处理食欲

ghrelin 不仅在下丘脑核中发挥作用，也在与奖励相关的大脑区域，特别是多巴胺能神经元丰富的腹侧被盖区发挥重要作用。这些神经元将信号投射到伏隔核、前额叶皮层等脑区，并在响应食物等自然奖励以及人工奖励（如酒精或滥用药物）时激活。特别是在高糖或高脂食物的摄入过程中，腹侧被盖区的多巴胺能神经元被激活，引发伏隔核中多巴胺的释放，这与食物的增强特性相关。研究发现，ghrelin 能够靶向并激活腹侧被盖区中表达的胃饥饿素受体，促进多巴胺能细胞的突触输入重组，并引发伏隔核中的多巴胺释放和周转，从而影响大脑奖励系统。此外，ghrelin 还调节相位多巴胺释放和伏隔核神经活动，以响应与动机相关的刺激，如食物预测线索，进而驱动食物导向的行为。有趣的是，ghrelin 诱导的运动刺激和多巴胺增强作用似乎由胆碱能传播介导，因为它们可以被非选择性烟碱乙酰胆碱受体拮抗剂美卡米拉明阻断。ghrelin 还能激活外嗅被盖区域的胆碱能神经元上表达的胃饥饿素受体，促进腹侧被盖区中乙酰胆碱的释放，进而刺激烟碱乙酰胆碱受体，导致多巴胺的累积释放。

儿童青少年在接受奖励刺激时表现出更高的腹侧纹状体活跃度，显示出更强的习惯性奖励寻求行为。相较于成人，儿童青少年对甜食表现出更高的敏感性和反应性，这可能是过度进食和肥胖的风险因素。长期过度摄入高热量食物会降低奖励系统对进食的应答，从而需要不断增加摄入量以获得更大的食物奖励体验。通过对 ghrelin 与奖励系统间的相互作用的研究，人们能更深入地理解食欲如何受到大脑控制，以及如何影响人们的饮食行为。这为治疗过度进食、肥胖和相关健康问题提供了新的视角。

（三）肥胖与食物奖励：探索大脑如何影响饮食行为

肥胖，这个日益严峻的全球性健康问题，至少部分源于食物摄入与能量消耗自我调节的长期失衡。神经影像学研究揭示了肥胖与健康体重个体大脑功能的重要差异。尽管研究结果可能有所变化，但通常表明在肥胖人群中，处理奖励的脑网络，尤其是与前额叶皮层的互动，表现出超反应性。这种慢性自我调节失败可能源于奖励系统的过度激活，控制系统的活跃度下降，或两者的结合。伯格（Burger）和斯蒂斯（Stice）提出了一种肥胖的动态脆弱性模型，该模型认为纹状体对奖励的高反应性是肥胖的一个风险因素，并且这种反应性会随时间变化。根据这一模型，最初，那些处于肥胖风险中的个体对美味食物显示出增强的纹状体反应。但是，人类大脑具有适应性，长期过度食用美味食物会导致多巴胺受体下调，最终削弱对食物奖励的反应。这与成瘾行为类似，个体继续过度消费，以追求曾经体验过的奖励，从而形成一个恶性循环：暴饮暴食和对奖励反应的进一步钝化。这一理论解释了肥胖神经影像学研究中的不一致观察结果，即奖励系统对食物线索的激活增加和对食物奖励预期的增加，以及对实际食物奖励的传递的激活。为了支持这一理论，伯格和斯蒂斯在对一组初始为健康体重和超重的青少年和年轻成年女性进行的两年随访研究中发现，腹侧苍白球对食物线索的激活增加，而尾状核的反复激活减少。这些新兴证据支持了在肥胖中大脑对食物奖励反应的改变，并强调了与基因型相关的动态变化和调节在导致自我调节失败和肥胖发展过程中的作用。

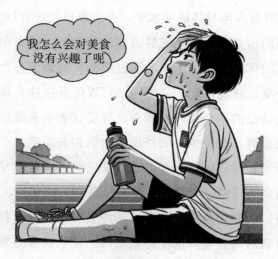

运动会通过影响奖励系统降低享乐性食欲

　　总之，通过了解大脑如何处理食物奖励，人们能更好地理解肥胖的复杂机制，并为开发有效的干预措施提供科学依据。这些发现不仅揭示了肥胖的神经生物学基础，还强调了在应对这一全球性健康问题时，必须考虑到心理和神经科学的角度。

二、运动对儿童青少年奖励功能的影响：一种健康的转变

　　在解析肥胖青少年的问题时发现，规律的运动锻炼不仅对他们的体重和体成分有益，还能降低心血管疾病的风险并提高认知功能。美国运动医学会推荐儿童青少年每天至少进行 60 分钟的中至高强度运动。然而，运动如何通过改变中脑纹状体 DA 系统来影响奖励功能，这个问题仍然是科学界的研究热点。有证据表明，主动的跑轮运动不仅产生奖励效应，还可能随时间改变运动行为，并影响奖励通路的可塑性。与有氧能力较低的大鼠相比，有氧能

力较高的大鼠在伏隔核的 DA 及其受体水平上显示出显著的增加，这表明通过运动提高有氧能力可能有助于改善奖励功能。此外，血管紧张素转换酶基因的单核苷酸多态性可能与青少年身体活动降低有关，这暗示有氧能力可能通过 DA 系统的可塑性影响身体活动水平。耐力训练被发现可以增加纹状体的 DA 水平，进一步表明运动干预可以作为一种前馈机制，改善奖励系统功能，从而提高肥胖青少年身体活动水平，并改善过度进食行为。

关于运动在防治儿童青少年肥胖方面的研究，主要集中在通过提高能量消耗来降低体重的作用，而关于运动通过奖励机制调节进食行为及能量摄入的研究则较为少见。研究发现，急性运动可以降低肥胖儿童青少年的能量摄入及对食物相关信息的神经反应，而非肥胖受试者则未受影响。运动还被发现可以显著改变肥胖儿童青少年的外周血食欲相关激素水平，如胰岛素、瘦素和生长激素释放肽等。这些激素可能直接或间接作用于 VTA-NAc-DA 神经元，调节奖励系统功能，影响进食行为及进食后的奖励。12 周低强度或高强度有氧运动后，肥胖儿童青少年的血清瘦素和生长激素释放肽水平显著下降，且高强度有氧运动显著降低了能量摄入。这些研究结果表明，运动可能改善肥胖儿童青少年的食物奖励反应，并抑制享乐性进食。这为运动防治肥胖提供了新的视角，强调了运动在改变大脑奖励机制方面的潜力，从而对抗过度进食和肥胖。

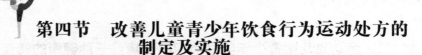

第四节　改善儿童青少年饮食行为运动处方的制定及实施

本节将探讨如何通过运动处方制定和实施，有效改善儿童青少年的饮食行为。随着肥胖和不良饮食习惯在儿童青少年中日益普遍，开出具体、实用的运动处方以促进健康饮食习惯的形成变得尤为重要。运动，作为增强身体健康和调节食欲的自然方法，在此过程中扮演着核心角色。本节内容旨在提供一个全面的框架，指导如何科学地制定运动处方，以及如何在儿童青少年中有效实施这些计划。此外，本节还将探索运动处方在不同年龄段、不同背景和不同健康状况的儿童青少年中的个性化应用。通过分析最新的研究成果和案例研究，本节不仅旨在为专业人士提供实用的指导，也为家长和教育工作者提供洞察，帮助他们在日常生活中鼓励儿童青少年养成健康的饮食和运动习惯。

一、改善儿童青少年饮食行为运动处方的制定

（一）制定原则

在为儿童青少年制定运动处方时，考虑到他们的生理发育特点及其他因素，设计应注重运动方案的安全性、有效性和趣味性。运动方案的设计应考虑受试者的年龄、发育程度和身体素质，确保运动强度适中且循序渐进。运动时应量力而行，避免过度劳累。

热身和放松活动：在运动开始前进行充分的热身，以预防运动损伤。运动结束后进行适当的放松活动，以减轻或避免延迟性肌肉酸痛，这对于维持儿童青少年的运动热情和积极性至关重要。

个性化设计：根据每个受试者的基线身体素质和运动能力，制订个性化的运动计划，以科学有效地提升他们的体质健康水平和运动发展水平。

注意力和参与度：鉴于年轻受试者可能在注意力集中和身体姿势控制方面存在局限，方案设计应充分考虑运动内容的吸引力和参与度，以激发他们的兴趣和积极性。

游戏化运动：将运动活动设计成游戏，如寻宝赛跑、接力赛等，能够增加运动的趣味性，吸引儿童青少年参与。

团队体育：参与团队体育活动，如足球、篮球或排球，不仅能增进身体素质，还能培养团队协作和社交技能。

户外探险活动：组织徒步、攀岩等户外活动，既能锻炼身体，又能提供新鲜的环境刺激，增强与自然的联系。

通过这些具有趣味性和挑战性的运动活动，可以更有效地促进儿童青少

年的身心健康，同时提升他们对运动的兴趣和长期参与度。这种综合方法不仅有助于提升他们的体能和运动技能，还能在他们的生活中培养积极健康的生活习惯。

（二）综合策略与建议

中国儿童青少年身体活动指南建议，为了维持健康，每天应累计至少 60 分钟的中至高强度身体活动。这包括每周至少 3 天的高强度运动和旨在增强肌肉力量、骨骼健康的抗阻活动。同时，应限制每天屏幕时间在 2 小时以内，鼓励儿童青少年更多地参与身体活动。

运动处方的具体内容如下：

频率：建议每周至少进行 3 ~ 4 次运动，最好是每天都进行，以最大化能量消耗。

强度：大部分运动应为中等至高强度，运动开始时以中等强度为宜，重点在于延长运动时间和增加频率，然后逐步过渡到更高强度的运动。

时间：建议中等强度运动每天 30 分钟，高强度运动同样每天 30 分钟，使每天的总运动时间累积到 60 分钟。

方式：应包括多种有趣且适合儿童青少年发育的运动形式，如游戏、跳舞、跑步、骑自行车以及肌肉和骨骼力量训练。

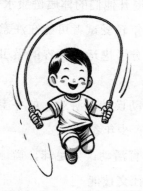

儿童青少年可以根据自身情况采取多种形式的运动

此外，需要注意以下事项：

安全性与监督：儿童青少年可以在有指导和监督的情况下安全地进行抗

阻训练。

耐力训练：成人的耐力训练指导原则同样适用于儿童。应该重复进行8～15次的动作，直至达到中度疲劳，只有在儿童青少年能够高质量完成指定次数时，才增加阻力或负荷。

环境调节：由于儿童青少年的体温调节系统尚未成熟，因此运动应在适宜的温度和湿度环境中进行。

对于超重或身体不灵活的儿童青少年，可能无法保证每天60分钟的运动，因此应通过增加频率和时间来逐步达到这一目标。减少静坐活动（如看电视、上网、玩视频游戏）并加强有益的活动习惯（如散步、骑自行车）是至关重要的。

总之，大多数超过10岁的儿童青少年尚未达到促进健康的运动推荐量。他们应参与多样化且与年龄相适应的身体活动，以提高心肺耐力、肌肉力量和骨骼强度，减少体重和体脂百分比，从而达到促进健康的目的。

此外，在制定儿童青少年的运动处方时，根据他们的年龄阶段，运动建议和重点有所不同。

1. 0～3岁：婴幼儿时期的运动和健康促进

早期预防性治疗的重要性：在新生儿的第一年，重点放在强调如免疫和规律运动等预防性治疗的重要性。这一时期的健康干预对孩子的长期发展至关重要，尽管它们的效果可能不会立即显现。

教育与建议：在孕期和出生后的初次检查中，为父母提供关于健康饮食和锻炼如何改善母婴双方生活质量的教育是至关重要的。此阶段的教育和建议应侧重于如何帮助孩子从小养成良好的生活习惯。

运动建议：对于这一年龄段的婴幼儿，运动更多的是指日常活动和游戏。例如，亲子互动，父母与孩子一起进行的简单活动，如抱起、轻轻摇晃、玩耍等，可以促进孩子的身体发育和感官协调；探索环境，鼓励孩子在安全的环境中爬行和探索，这有助于他们的运动技能发展和身体协调能力的提高。

整体而言，对于0～3岁的婴幼儿来说，通过日常活动和游戏来促进身体发育和健康是至关重要的。同时，家长在这一阶段的教育和引导作用不容忽视，应该了解并实施适合孩子发展的活动，以培养孩子从小开始的良好健康习惯。

2.儿科医生与家长的对话：关注2～3岁幼儿的健康与发展

当儿科医生在查体2～3岁的幼儿时，与家长的对话变得尤为重要。这个年龄段的孩子已经能够理解语言，并可能对交流过程产生兴趣。这为儿科医生提供了一个绝佳的机会，与幼儿及其家长就饮食和身体健康方面进行有效沟通。

沟通策略：儿科医生可以通过积极的交流方式，鼓励孩子关注自身的身体健康。例如，提醒孩子保持强壮的身体，并鼓励他们展示自己的"肌肉"，这种方式通常会受到孩子的热烈响应。

家长指导：家长在这一过程中扮演着关键角色。儿科医生应向家长提供指导，帮助他们了解如何促进2～3岁幼儿的体质发展和正确进行锻炼。

游戏与活动：对于这个年龄段的孩子来说，确保充足的游戏时间至关重要。通过玩耍和进行一些简单的运动，如抓取、捏造、投掷球类，可以帮助孩子在玩乐中发展其运动技能。

安全警示：儿科医生应当强调，无论孩子进行何种活动，都必须有成人在场进行监护，以确保安全。

此外，儿科医生也可以建议家长引导孩子参与一些特定的体育活动，如简单的体操练习或亲子瑜伽，这些活动不仅有助于孩子的身体发展，还能增强亲子间的情感联系。同时，儿科医生也应强调平衡饮食的重要性，建议家长为孩子提供营养丰富的食物，以支持他们的健康成长。总之，通过这样的对话和建议，儿科医生可以帮助家长更好地理解和支持他们孩子在这个关键发展阶段的身体健康和运动需求。这不仅有助于孩子的身体健康，还对他们的整体发展至关重要。

3.促进3～6岁儿童全面发展的运动指导

在3～6岁的关键成长阶段，儿童在各方面的能力发展都非常迅速。这个年龄段的孩子不仅能够蹬脚踏车、单脚跳跃，还能在社会交往能力上取得显著进步。学前教育环境为他们提供了结交朋友的机会，形成小团体，甚至有可能组建运动队伍。

定期趣味运动：鼓励这个年龄段的儿童每周多次进行大约 60 分钟的趣味运动。这些活动应该兼具教育性和娱乐性，以保持孩子的兴趣和积极性。

课程设计：考虑到力量训练、空手道、游泳等运动对孩子,的吸引力，这些活动可以被纳入他们的课程计划中。这些活动不仅促进身体发展，还有助于培养自信和自律。

团队运动：团队运动如足球、篮球等，对这个年龄段的儿童同样适合，因为它们可以提高孩子的社交技能，同时强化团队合作和竞技能力。

个人运动：对于不喜欢团队运动的孩子，可以尝试乒乓球、游泳等个人运动项目。这些运动同样能有效提高身体素质，也能满足个人兴趣。

家庭运动习惯的培养：在家庭环境中，对 3～6 岁儿童形成一定的运动习惯相对容易。家长可以参考本书中列举的锻炼方法，并将相关内容拍照或复印，以便在家中实践。书中推荐的力量训练主要是采用抗自身体重的方式，这种方法既安全又有效。

安全监护：在进行任何形式的运动时，家长的监护是必不可少的。确保运动环境安全，避免潜在的伤害。

适当的环境选择：选择适合儿童的运动环境，如儿童友好的体育馆、游泳池或户外活动区域。

综合这些运动方式和家庭锻炼策略，可以有效地促进 3～6 岁儿童在运动技能、身体发育以及社交交往方面的全面发展。通过这一阶段的积极参与和适当的指导，儿童可以在愉悦和安全的环境中成长，为未来的健康生活打下坚实的基础。

4. 促进 6～12 岁儿童全面发展的运动指导

在 6～12 岁，儿童面临着发展的机会和挑战。这一时期，他们参与的对抗性运动和社交活动为他们的生活带来了新的元素。随着孩子看医生的次数减少，每次医生与孩子的相遇都成为强调和巩固规律运动习惯的重要机会。

鼓励参加运动队：在这个年龄段，许多孩子会参加各种运动队。医生和家长应鼓励这种参与，同时关注孩子训练和比赛的频率，确保他们的训练计划是适宜和全面的。

教练与医生的角色：运动队教练主要聚焦于技能学习和项目掌握，而临床医生和家长则应关注孩子是否获得正确的锻炼指导。

家庭参与：规律运动处方应包括家庭参与的活动，如骑自行车、游泳、滑雪、远足、跳舞、慢跑、健步走和打棒球等。这些活动不仅增强了家庭的凝聚力，还有助于培养孩子的运动兴趣。

时间分配：建议每天至少 60 分钟的运动时间，可以分成若干小段进行，如 15 分钟的柔性体操和 45 分钟的餐后散步。家庭可以根据自己的实际情况灵活安排。

力量训练：确保孩子获得一定的力量训练。可以采用本书中推荐的力量训练计划，这些训练多以抗自身体重的方式进行，相对安全且适合儿童。

监护人的角色：确保孩子在成人的监护下进行运动，以确保安全。

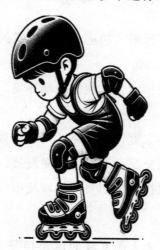

运动时必要的安全措施非常重要

个性化调整：如果孩子参与的运动队训练超过每周三次，应相应调整日常运动处方，以确保孩子能够持续执行规律运动计划。

通过这些策略和指导，6～12岁的儿童将能在运动中找到乐趣，同时促进自身的身体健康和社交能力。这一阶段的运动和活动旨在帮助孩子建立持久的健康习惯，为他们的未来奠定坚实的基础。

5. 青少年时期运动处方：激发动机，促进健康

在青春期，对少男少女进行动机访谈是至关重要的，因为这有助于他们开始或继续进行规律运动。这个年龄段的青少年正在形成自己的兴趣和意愿，因此通过动机访谈可以更精准地了解他们的喜好。

积极鼓励：临床医生和家长应该关注运动的积极方面，考虑如何帮助青少年维持和提高他们的健康水平。

个性化运动内容：加入青少年感兴趣的运动项目，如团队运动、舞蹈或某种特定的体育活动，以增加他们参与运动的意愿。

社交环境：鼓励青少年利用社区健身设施或参加团体运动，这不仅提供了锻炼机会，还促进了社交互动，对于青少年的心理社交发展较为重要。

准备与伸展活动：所有运动前应进行至少10分钟的热身和伸展活动，以预防运动损伤的发生。

有氧锻炼：进行至少30分钟的有氧运动，如跑步、游泳或骑自行车，以增强心肺功能。

放松活动：运动后进行5分钟的放松活动，帮助心率恢复正常。

力量训练：最后进行15～20分钟的力量训练。这可以包括使用抗阻带、哑铃或进行体重训练。

适龄设备使用：一些运动场所允许13岁以上的青少年使用特定的运动器械。若家长对此有顾虑，可以建议在有监护的情况下使用这些设备。

适宜监督：确保青少年在使用任何健身器械时都有适当的监督和指导，以确保正确的使用方法，并保证安全。

通过这些策略和建议，儿童青少年可以在安全的环境中享受运动带来的乐趣，同时提高他们的身体健康水平和社交能力。此外，这一时期的运动习惯对他们未来的健康生活方式至关重要。

二、改善儿童青少年饮食行为运动处方的实施

为了全面提高儿童青少年的体质健康水平和综合素质，应充分利用寒暑假等闲暇时间，通过举办各类体育大会和活动来激发儿童青少年的运动热情，为儿童青少年提供一个展示运动技能和增强体质的平台。

丰富的体育活动：各级体育、教育、共青团等部门应积极利用体育场馆、公园、户外营地等场所，举办丰富多样的体育活动，如体育竞赛、户外运动、体育游戏等，既促进体质健康，又丰富儿童青少年的生活体验。

定期活动计划：定期发布儿童青少年体育活动和竞赛计划，确保活动的多样性和普及性。

利用自然资源：结合各地的自然资源优势，如江河湖海、山地等，开展各种适合儿童青少年的体育活动，如田径、游泳、篮球等。

多方合作：推动学校、家庭、社会三方面的合作，完善和规范学生体育竞赛体系。

完善体育课程：改进体育课程设置，深化教学方法的改革，广泛开展以阳光体育运动为主题的学生活动。

体育锻炼指导：引导学生积极参与体育锻炼，培养他们的终身体育意识和习惯。

校园足球推广：加强青少年校园足球特色学校建设，构建较为完整的青少年校园足球竞赛体系。

足球训练中心建设：积极推动足球训练中心的建设，通过校外赛事和训练营来选拔和培养足球人才。

保护与传承：积极挖掘和保护民族传统体育项目，如武术、太极拳等，鼓励举办相关的比赛和交流活动，让儿童青少年了解并参与民族传统体育项目。

通过这些综合措施，旨在为儿童青少年提供一个全面、健康和充满活力的体育运动环境，不仅提升他们的身体素质，也丰富他们的精神文化生活，为他们的全面发展打下坚实的基础。

第五节　儿童青少年的高强度间歇训练处方

运动不仅是人们生活中的重要组成部分，更是预防糖尿病、癌症、肥胖、高血压、冠心病、心血管疾病及抑郁症等多种慢性疾病的首要策略。自古以来，医学界便认识到运动的治疗价值。历经几个世纪，运动一直被视为医治疾病的自然疗法。然而，尽管运动的好处早已被广泛认可和记录，目前仍有三分之一的成年人和四分之三的青少年未能达到公共卫生指南推荐的运动标准，导致缺乏身体活动已成为一个全球性的公共健康问题。忙碌的生活节奏和缺乏时间成为人们难以持续进行规律运动的主要障碍。针对这一挑战，最近的研究开始关注间歇训练模式（sprint interval training, SIT）。间歇训练，以其短暂的高强度活动交替以休息或低强度运动进行恢复的特点，为忙碌的现代人提供了一种高效的锻炼方案。通过这种方式，即便是在有限的时间内，也能够有效提升身体健康，成为应对快节奏生活中运动不足的一剂良方。

一、高强度间歇训练

高强度间歇训练（high-intensity interval training, HIIT）是一种将短暂的高强度运动和较低强度运动或休息相结合的训练模式。这种训练的精髓在于通过激烈运动激发大肌肉群，足以让心肺系统接受极限挑战，从而显著增强机体摄入和利用氧气的能力。同时，高强度的运动还能促使骨骼肌适应更高效地使用氧气，这种双重刺激共同作用，使得人体的有氧能力能在短时间内得到显著提升。可以将 HIIT 分为两大类：一类是强度略低于最大输出的经典 HIIT 方案，通常运动强度设定为最大摄氧量的 90% 或最大心率的 85% ～ 95%。这一类训练方案因其在研究中的广泛应用而得名，其特点是运动时长持续 3 ～ 4 分钟，休息间歇相同，以此循环反复。另一类是超过

100% 最大摄氧量的强度，甚至达到全力冲刺的间歇训练模式，其中每次全力运动约持续 6 ～ 10 秒，休息时间为 9 ～ 15 秒，如此反复进行。相较于经典 HIIT，SIT 的运动时长更短，主要依赖无氧供能。还有一种类似 Tabata 训练的 HIIT 形式，其独到之处在于利用自身体重作为阻力进行各种运动动作，旨在高效刺激心肺系统。这种方法不仅能够有效提升有氧和无氧运动能力，还因其简便性而受到广泛欢迎。HIIT 的多样化形式和高效性使其成为现代人快节奏生活中的理想选择，无论是对于提升运动性能，还是改善健康状况，HIIT 都展现出了巨大的潜力和价值。通过这种训练，即使是在时间紧张的情况下，也能够有效地促进身体健康和功能的提升。

二、高强度间歇训练的历史脉络

HIIT 已经成为教练和运动员提升成绩的重要工具，历史悠久，可以追溯到一个多世纪以前。这种训练方法之所以经久不衰，并且在科学研究中频频出现，是因为它能够在较短的时间内诱导出与中等强度持续运动相似的显著生理适应和健康益处。不同于传统的练习方式，间歇训练的独特之处不仅在于其高强度的特性，更在于间歇性运动本身的内在机制。研究显示，HIIT 为心血管系统和代谢应激提供了一种强有力的刺激，而传统的中等强度连续训练（moderate-intensity continuous training, MICT）则主要促进了肌肉的氧气提取和代谢效率的提升。

HIIT 不仅对身体有益，而且研究发现它相对于 MICT 能带来更高的满足感和乐趣。这种乐趣的增加使得 HIIT 成为普通人群中一种受欢迎且易于持续的运动方式。值得注意的是，过短的休息时间可能会降低运动的乐趣，因此，保持适当的休息间隔是防止长期运动带来的负面情绪反应的关键。

HIIT 的早期发展源于芬兰和瑞典，这种训练方法通过创新的运动员和教练的实践逐渐受到关注。随后，德国教练瓦尔德玛·格施勒（Woldemar Gerschler）与跑者鲁道夫·哈比格（Rudolf Harbig）共同推广了间歇跑的概念。哈比格在 1939 年刷新了 800 米跑的世界纪录，成绩为惊人的 1 分 46.6 秒，这一成就不仅展示了 HIIT 在提高运动表现上的巨大潜力，也标志着间歇训练在竞技体育中的重要地位。HIIT 的国际影响力在 20 世纪 50 年代达到新的高度，特别是在 1952 年赫尔辛基奥运会上。捷克斯洛伐克的长跑运动员埃米尔·扎托佩克（Emil Zátopek），在那届奥运会上取得了 5 000 米、10 000 米和马拉松三项冠军的非凡成就。他的训练方法公之于众后，HIIT 开始在更广泛的范围内流行，其独特的训练理念和卓越的成绩吸引了全世界运动员和教练的注意。扎托佩克的成功不仅是个人才华和坚持不懈的结果，也是间歇训练效果的有力证明。通过短时间内高强度的运动刺激，接着是恢复期的设计，HIIT 帮助扎托佩克优化了他的心肺功能和肌肉效率，从而在长跑项目上取得了前所未有的成就。这些成绩为 HIIT 的有效性提供了实证基础，激发了对间歇训练方法进一步研究和应用的兴趣。

自 20 世纪 50 年代以来，HIIT 的理念逐渐被全球接受和采纳，成为提高运动表现和身体健康的重要工具。从专业运动员到日常健身爱好者，HIIT 的理念和方法已经深入人心，成为现代运动训练不可或缺的一部分。通过不断的实践和科学研究，HIIT 证明了其在提高人类健康和运动能力方面的独特价值和广泛适用性。

三、高强度间歇训练在儿童青少年中的应用与挑战

在全球范围内，对于儿童青少年如何通过高强度间歇训练获得健康益处的探索正逐渐增加。尽管人们对这种省时且可能高效的训练方式的兴趣日益浓厚，但关于实施 HIIT 最有效方法的研究结论尚未统一。面对儿童青少年肥胖等全球性健康挑战及其伴随的健康问题，寻找有效的干预措施显得尤为迫切。传统的增加体力活动和改善健康的干预措施通常依赖于中等强度的持续运动，但这种方法与儿童青少年自然倾向的间歇性高强度游戏模式之间的相关性引起了疑问。因此，近期研究开始考虑将高强度间歇性项目作为一种可能有效且省时的方式来促进身体活动和健康。

运动虽然只是身体活动的一部分，但其结构化和有目的的实施对于实现与健康相关的益处至关重要。它能提供必要的刺激，促使积极的长期行为变化。日益增加的研究支持 HIIT 在改善身心健康方面的效果。HIIT 训练涉及

高强度运动回合，中间休息，作为一种"强化间歇训练"，其特点是高强度，间隔时长从15秒到4分钟不等。尽管HIIT的总训练量通常远低于传统的"大容量（低强度）训练"，但研究经常显示，HIIT对耐力能力和最大摄氧能力的影响相似乃至更佳。此外，针对中等训练水平的儿童、青少年和成人的比较研究表明，训练有素的耐力运动员在定期实施HIIT方案时也似乎会获益。HIIT的有效性可以归因于容量诱导的心肌拉伸和心肌适应，以及高强度时心脏输出的增加。

在提升儿童青少年身体能力方面，体育课面临特别的挑战，尤其是在传授身体健康的益处和对抗久坐不动的有害影响方面。与传统的有氧训练方法相比，HIIT能够在较短的时间内实施，并且似乎特别适合在体育课程中进行耐力和健身训练。这种方法不仅能够满足当前对有效且省时运动方案的需求，还可能激发学生对体育活动的兴趣和参与度，从而促进健康和活跃的生活方式。

四、高强度间歇训练的参数选择与学校环境的应用

在实施高强度间歇训练方案时，特定的训练参数，如持续时间和间隔次数的选择，似乎并没有统一的标准。研究在这一领域提供了不同的见解，一些研究认为2～5分钟的间隔时间能够带来最佳效果，而其他研究则建议将间隔时间缩短到15～30秒。尽管目前关于5～70秒超短训练负荷的研究较少，但已有的一些研究指出，15秒间隔的训练效果与4分钟间隔的训练相似。在确定训练课程中最佳间隔量时，需要考虑训练强度和间隔持续时间。在间歇训练中，训练间隔和恢复间隔之间的理想比例通常被定义为1：1或2：1，而在采用超短间歇时，这一比例可能会调整以增加训练时间并减少恢复时间。大多数关于最佳训练方法的研究都是针对成年运动员或青少年竞技运动员进行的，但竞技体育环境的特殊条件与学校体育课的条件有本质的不同。因此，先前针对（耐力）运动员进行的研究结果不一定能直接应用于学校环境及学生。

针对儿童青少年的HIIT研究表明,4～5周的训练干预可以提高4%～7%

的表现。因此，未经训练的儿童青少年在 6 周内进行 10 ～ 12 次训练后，理应能够将他们的耐力能力提升至少 5%。若表现的变化低于这一基准，则可能被视为日常变异的结果，而非训练刺激的直接影响。当前的研究强调了在学校环境中应用 HIIT 的潜力及其对提升儿童青少年体能的可能性。尽管需要进一步的研究来优化学校体育课中 HIIT 的实施细节，但已有的证据表明，通过精心设计的 HIIT 方案，可以在较短的时间内有效地提升学生的身体健康和运动能力。

五、高强度间歇训练的实施案例

HIIT 是一种充满活力、效率惊人的锻炼策略，它以其短暂而爆发性的高强度运动阶段，交替以轻松恢复期，闻名于世。这种训练方式不仅能够在短时间内大大提升心肺功能，还能有效增强肌肉力量，是一种较为有效的锻炼形式，尤其适合那些时间宝贵、希望快速看到成效的现代人。为了从高强度间歇训练中获得最佳效果，一个精心设计的实施方案不可或缺。首先，确定训练目标，并根据这些目标选择合适的运动类型。无论是跑步、自行车、跳绳还是深蹲，重要的是选择能够激发热情且适应身体状况的运动。接下来，制订一个训练计划，典型的 HIIT 训练包括热身、几轮高强度运动间歇以及冷却恢复。每一轮高强度运动通常持续 20 ～ 90 秒，紧随其后的是等长或稍长的低强度恢复期。例如，你可以进行 30 秒全力疾跑，然后进行 60 秒的慢跑或快走以恢复，重复这一过程 4 ～ 6 轮。整个训练应该以 5 ～ 10 分钟的热身开始，结束时同样进行 5 ～ 10 分钟的冷却和伸展。

为了保证训练的安全性和有效性，适当的休息日同样重要。HIIT 训练对身体的要求很高，因此确保在训练日之间留出足够的恢复时间是至关重要的。此外，随着身体适应，逐步增加运动的强度和持续时间，以持续推动身体向更高水平发展。

结合这些策略，高强度间歇训练不仅能够提升身体表现，还能增加日常活动的乐趣和动力。通过这种科学、高效的训练方式，人们将能够在短时间内实现显著的身体和心理健康改善，迈向更健康、更活力四射的生活。

● 运动选择：优先选择能够同时动用全身大量肌肉群的运动形式。以下肢为主的活动是首选，上肢活动可以配合使用，以确保全身参与。

● 运动强度与时长：目标心率应控制在 85% ～ 95% 的最大心率区间，或主观体力感觉在 16 ～ 17 之间，即感觉相当吃力。

每组运动持续 3 ～ 4 分钟，每组之间休息 3 分钟，休息时可以选择低强度活动或完全休息。

初期，从每次运动 3 ～ 4 组开始，根据个人适应性逐渐增加组数。

最大心率可通过公式"220- 年龄"估算。例如，40 岁个体的最大心率约为 180 次 / 分钟，85% ～ 95% 的目标心率范围约为 153 ～ 171 次 / 分钟。

使用心率手表监测心率，或通过计算每 15 秒的心率后乘以 4 得出每分钟心率，以确保在目标心率范围内运动。

● 运动频率：建议每周进行 3 次 HIIT 训练，每次训练间隔一天。

● 注意事项：

热身与冷却：每次运动前后分别进行 5 ～ 10 分钟的低强度热身和冷却活动，如慢跑和伸展练习。

运动节奏：正式运动时，应调整动作的速度和幅度，以确保在 1 分钟内心率达到目标区间，并持续到预定时间。

循序渐进：起始阶段（第 1 ～ 2 周），将心率控制在目标心率的下限，每组运动时间从 3 分钟开始，间歇时间设为 3 分钟，从 3 组开始逐步增加。根据个人情况调整，逐渐增加至目标心率上限，持续时间至 4 分钟，重复组数至 5 组或更多。

安全监控：如运动中出现心慌、气短、头晕、恶心或呕吐等症状，应立即停止运动。恢复后，可适当降低运动强度、缩短持续时间和减少组数，确保安全。

通过遵循上述指南，HIIT 可以为参与者提供一种高效、时间经济的锻炼方式，既可以提高心肺能力，也能增强肌肉力量。然而，个体差异显著，因此应根据个人的具体情况和体能水平调整训练计划，以实现最佳效果并避免过度训练。

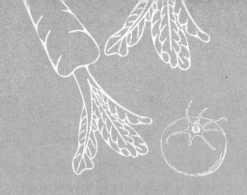

第七章

有氧运动对健康饮食行为的
调节——科学实验

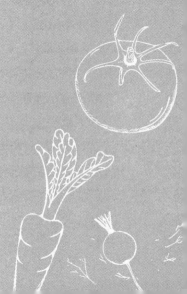

经过深入分析儿童青少年饮食习惯以及运动在健康促进中的作用，即将展开本书的最终章节。此章将重点介绍笔者研究团队所进行的两项革新性的科研项目。利用啮齿动物作为实验模型，结合前沿科研方法和技术，深入探索了运动对饮食行为的积极影响，并提供了实验层面的科学证据。这些成果不仅从理论上为本书的研究主题提供了坚实支撑，而且在实际应用方面，指引了科学实践的路径。通过展现和解析这些研究发现，能够使人们更为明确和直观地理解运动如何有效地调节和优化饮食习惯，深刻领会到培养积极运动习惯对于改善儿童青少年健康饮食行为的重要性。

第一节　有氧运动通过大脑伏隔核可塑性调节肥胖大鼠的食物奖励

在前期的研究中，发现运动不仅能减少肥胖啮齿类动物的过度进食行为，还能有效控制它们的体重增长。特别有趣的是，实验发现运动可以改善帕金森病动物模型中大脑的某些特定活动，这包括运动皮层和纹状体之间的协调，这对于它们的自主行为和运动能力是至关重要的。在进行有氧运动时，研究者观察到阿尔茨海默病模型大鼠的海马区活动得到改善，这对它们的记忆力和认知行为有显著的益处。这表明，运动可能对大脑中的某些关键区域产生积极影响，进而改善相关的神经机制。当前的研究特别对伏隔核这一大脑区域感兴趣，因为它在奖励和成瘾行为中起着关键作用。有研究发现，Ca^{2+} 可渗透的 AMPA 受体（CP-AMPARs）在伏隔核突触可塑性的改变中发挥作用，这可能与肥胖的发生有关。但是，这些受体是如何调节进食行为的，以及它们是否参与有氧运动防治肥胖的过程，目前还存在一些未解之谜。为了深入探究这一问题，本研究团队利用了动物行为学、在体电生理学、分子生物学等多种科学手段，正在努力揭示伏隔核中 CP-AMPARs 在有氧运动调节肥胖易感大鼠食物奖励中的作用。通过这些综合研究，希望能够为理解肥胖的神经机制提供更多洞见，并为开发有效的防治策略提供科学依据。

一、选取的实验动物及其分组

在本研究中，研究人员使用了一种特别的方法来区分易于发胖和对肥胖有抵抗力的大鼠。首先，将大鼠分成两组：一组是普通饮食组（C组，15只），另一组是高脂饮食组（HFD组，45只）。C组的大鼠吃的是普通食物，而HFD组的大鼠则吃的是高脂肪的食物。这两种食物在热量、脂肪、碳水化合物和蛋白质含量上有很大的不同。经过8周的喂养之后，根据体重来筛选出易胖（OP）和抵抗肥胖（OR）的大鼠。具体来说，HFD 组中体重增长最多的前 1/3 被划分为 OP 组（15 只），而体重增长最少的后 1/3 被划分为 OR 组（15 只）。然后又将这些大鼠分成四个小组：易胖对照组（OPC）、易胖运动组（OPE）、抵抗肥胖对照组（ORC）和抵抗肥胖运动组（ORE）。这样就能够研究不同饮食和运动对大鼠肥胖的影响。

二、有氧运动训练

本研究采用了电动跑台作为训练工具，设定跑台坡度为零。训练开始时，跑台速度设定为 14 米 / 分钟，并计划每周将速度提高 2 米 / 分钟。整体训练周期为 6 周，每周进行 6 天的连续训练。每日训练时长为 50 分钟，包含以 10 米 / 分钟的速度进行 5 分钟的热身和整理活动。根据这种运动强度，若应用于人类，可被视作有氧运动。

三、进食行为及其评价

（一）操作式条件反射进食行为训练及测试

为了探究高脂饮食对大鼠行为的影响，研究团队采用了一种特别的训练方法，持续 8 周。首先，让大鼠适应一种高脂的饮食。然后，开始训练它们通过操作式条件反射来获取食物。具体来说，当大鼠按下一个特定的压杆（"奖励杆"），会有一个指示灯亮起，同时释放一粒它们喜欢的食物。如果它们按下另一个压杆（非奖励杆），虽然也会有指示灯亮起，但不会释放食物。在每次训练中，这两个压杆的位置会互换，以测试大鼠是否真的学会了区分。每天的训练和测试时间为 45 分钟。最初 7 天，大鼠每按压一次奖励杆就能获得一粒食物。接下来的几天，逐渐增加了获取食物所需的按压次数，从第 8 天到第 12 天，每 3 次按压换一粒食物；第 13 天到第 17 天，则需要 5 次按压。在训练的第 18 和第 19 天，进行了一种叫作渐进比率测试。这个测试的目的是看大鼠愿意付出多大的努力来获得食物。随着它们获得的食物数量增加，需要的按压次数也越来越多。如果大鼠在 20 分钟内没有按压杆子，或者在整个 45 分钟的测试时间内未能达到预定的按压次数，就可以认为测试结束。在整个训练期间，大鼠的食量被控制在它们日常摄入量的 70%～80%。此外，为了研究运动对大鼠行为的影响，研究团队还对它们进行了 6 周的运动干预，并在给予某种特定药物（伏隔核 CP-AMPARs 拮抗剂）后再次进行了上述测试。所有的训练和测试都是在 19:00 到次日早上 7:00 进行的。

（二）食物奖赏的测试方法——条件位置偏爱测试

为了探究大鼠对特定环境的偏好，研究团队还使用了一种叫作"条件位置偏爱"（conditioned place preference, CPP）的方法。这个实验使用了一个特殊设计的箱子，尺寸为 40 厘米 ×70 厘米 ×40 厘米，分为三个不同背景的隔室：一个是白色的，一个是灰色的，另一个则是黑白相间的。实验开始前，首先让大鼠在这个环境中自由活动，以便它们熟悉这三个不同的隔室。这个阶段中，研究人员注意到大鼠在每个隔室的停留时间没有显著差异，说明它们对这三个隔室的初始偏好是均等的。接着，给每只大鼠提供了 1 克它们喜欢的食物，以减少它们对食物的新奇感。在正式的训练中，随机选定一个隔室放置 10 克同样的食物。然后，大鼠被放置在中间的白色隔室，允许它们在整个箱子内自由活动 15 分钟。这个训练过程持续了 8 天。在正式测试中，观察大鼠的活动模式。当大鼠的身体有 2/3 进入新的隔室时，就可以认为它已经从一个隔室移动到另一个隔室。研究人员记录了大鼠进入每个隔室的总时间，并根据一个公式计算出食物引起的条件位置偏爱度。这个公式是奖励区所处总时间 ÷（奖励区所处总时间 + 非奖励区所处总时间）×100%。此外，为了研究运动和药物（伏隔核 CP-AMPARs 拮抗剂）对大鼠行为的影响，在运动干预和给药后，分别再次进行了这个测试。这样就能更好地理解运动和药物是如何影响大鼠对特定环境的偏好。

四、其他操作

本研究的目标是探索有氧运动如何改善因肥胖而对食物奖励反应过度的大鼠的大脑反应机制。为此，研究团队在大鼠的大脑中植入了小型电极。这些电极帮助研究人员精确地监测大鼠大脑中一个特定区域（伏隔核）的神经元活动。这个区域在大脑中的位置是根据大鼠大脑的详细地图来确定的。手术中，科研人员在大鼠头骨上钻了一个小孔，然后把一种 16 通道的特殊电极放入大脑中。这些电极非常细小，彼此之间的距离仅为 100 微米。手术后，用生物兼容的材料封闭了开口处，并用牙科用的水泥将电极固定在位。为了预防感染，在手术后的 3 天内给大鼠注射了青霉素。除了监测神经元活动，还使用了分子生物学的技术来观察大鼠大脑中特定区域的多种功能蛋白的表达情况。这有助于更全面地了解有氧运动对大鼠大脑的影响。

关于数据分析，研究人员还使用了 SPSS 24.0 和 GraphPad Prism 8 这两款软件。通过这些软件，研究人员能够对收集到的数据进行详细分析，并制作图表来直观展示结果。在分析过程中，主要使用了几种统计方法来比较不同条件下的大鼠的体重、热量摄入量等指标。这些方法包括重复测量双因素方差分析、单因素方差分析和双因素方差分析。这些分析帮助研究人员理解运动和肥胖程度如何单独以及共同影响大鼠的行为和身体状况。当发现这些因素之间的交互作用显著（统计上的 P 值小于 0.05）时，会进一步分析这些效应。最后，还用特定的统计检验（如 Turkey 检验和 Pearson 检验）来确认这些发现的确实性。所有这些分析都是为了确保研究结果既可靠又有意义。

五、研究发现

（一）高脂饮食后大鼠体质量及热量摄入明显增加

在实验中，研究人员给大鼠喂了 8 周的高脂饮食，然后观察了它们的体重变化。结果显示，这些大鼠的体重增加分布是正常的，也就是说，有的大鼠体重增加得多，有的则增加得少，但大多数大鼠的体重增加都集中在一个中间的范围内。为了更好地理解这个体重增加的模式，研究人员把这些吃高脂饮食的大鼠分为两组：一组是体重较重的大鼠，平均体重约 575.5 克（称之为 OP 组）；另一组是体重较轻的大鼠，平均体重约 478.3 克（称之为 OR 组）。无论是 OP 组还是 OR 组的大鼠，它们的体重都稳定地增长。而且，大鼠体重的增长不仅与时间有关，也与它们吃的食物有关。具体来说，OP 组大鼠的体重增长比起正常饮食的大鼠（C 组）和 OR 组大鼠要显著多。

除了体重，研究人员还观察了大鼠的热量摄入情况。结果显示，大鼠的热量摄入也呈现出逐渐增加的趋势。这个增加的趋势同样受到时间和饮食的共同影响。具体来看，OP 组大鼠的热量摄入量显著高于 C 组和 OR 组的大鼠。这些发现帮助研究人员更好地理解了高脂饮食对大鼠体重和能量摄入的影响。

（二）高脂饮食后大鼠进食行为发生了变化

该项研究主要关注了大鼠在经过 8 周高脂饮食后的行为变化。通过一系列的实验观察大鼠在不同条件下获取食物的行为模式。首先，研究人员用了一种叫作操作式条件反射的方法来测试大鼠获取食物的能力。在这个测试中，大鼠需要按压一个压杆来获得食物。开始时，大鼠按 1 次就能得到 1 次食物（这被称为 FR1 测试）。随后，研究人员增加了获得食物所需的按压次数：在 FR3 测试中，大鼠需要按 3 次杆才能得到一次食物；而在 FR5 测试中，则需要按 5 次。结果显示，那些吃了高脂饮食的大鼠（特别是体重较重的 OP 组）在所有这些测试中按压杆的次数都显著多于正常饮食的大鼠（C 组）和体重较轻的大鼠（OR 组）。这表明高脂饮食可能会增加大鼠为获取食物而付出的努力。

研究人员还进行了一项渐进比率（PR）测试，来进一步探索大鼠获取食物的行为。在这个测试中，每次获得食物所需的按压次数会逐渐增加，直到大鼠不再按压杆子为止。OP 组大鼠在这个测试中的表现显著好于其他两组。此外，还发现 OP 组大鼠的体重增加与它们在 PR 测试中的表现呈正相关，意味着体重增加的大鼠更愿意为了食物而付出更多努力。

最后，科研人员还进行了一项条件位置偏爱（CPP）测试，来观察大鼠对特定环境的偏好。结果显示，那些吃了高脂饮食的大鼠（尤其是 OP 组）对含有它们喜欢的食物的环境有更强的偏好。这个偏好程度与它们体重的增加也呈正相关。简而言之，该研究发现，高脂饮食不仅影响了大鼠的体重，还改变了它们获取食物的行为和对食物的偏好。

（三）有氧运动降低了大鼠体质量与热量摄入

该研究主要关注了 6 周有氧运动对大鼠体重和热量摄入的影响。在这项研究中，科研人员把大鼠分为几个不同的组，以观察运动和肥胖程度如何影响它们的身体状况。首先，发现在进行了 6 周的有氧运动后，大鼠的体重和热量摄入在不同组别之间存在显著差异。但有趣的是，运动和肥胖程度之间并没有明显的交互作用。这意味着运动对体重和热量摄入的影响似乎不依赖于大鼠最初的肥胖程度。具体来说，在运动的第 6 天开始，那些进行运动干预的大鼠（ORE 组和 OPE 组）的体重就开始显著下降。而且，从运动的第 12 天开始，ORE 组大鼠的日均热量摄入量也显著低于未进行运动的大鼠（ORC 组）。同样地，从运动的第 6 天开始，OPE 组大鼠的日均热量摄入量也显著低于未进行运动的大鼠（OPC 组）。最后还发现，运动对大鼠体重增长率的影响也因组别而异。与未进行运动的大鼠（ORC 组）相比，那些肥胖但未运动的大鼠（OPC 组）体重增长率显著升高。而进行了运动的大鼠（ORE 组）的体重增长率则显著降低。此外，相较于肥胖但未运动的大鼠（OPC 组），进行了运动的大鼠（OPE 组）的体重增长率也显著降低。综上所述，该研究提示，有氧运动对于控制体重和减少热量摄入是有效的，无论大鼠最初是肥胖还是正常体重。这一发现对于理解运动在体重管理中的作用具有重要意义。

（四）有氧运动有效改善了肥胖易感大鼠的进食行为

当前的研究发现，在进行了 6 周的有氧运动之后，大鼠在几个不同的行为测试中的表现出现了显著差异。这些测试包括了操作式条件反射的几个不同阶段（FR1、FR3、FR5）和渐进比率（PR）测试，以及一个叫作 breakpoint 的特定值，它反映了大鼠为获取食物所愿意付出的最大努力。首先，研究人员注意到运动和肥胖程度之间并没有显著的交互作用。这意味着运动对大鼠行为的影响似乎不依赖于它们最初的体重状态。具体来说，未经过运动干预的肥胖大鼠（OPC 组）在 FR1、FR3、FR5 和 PR 测试以及 breakpoint 值方面均显著高于未运动的正常体重大鼠（ORC 组）。这表明容易肥胖的大鼠在获取食物方面的努力比正常体重大鼠更大。然而，当肥胖大鼠进行了 6 周的有氧运动后（OPE组），它们在 FR1、FR5 和 PR 测试以及 breakpoint 值方面的表现显著低于未运动的肥胖大鼠（OPC 组）。这表明运动可以帮助减少容易肥胖的大鼠为获取食物而付出的努力。此外，还发现 6 周有氧运动显著改变了大鼠对适口性食物诱导的条件位置偏爱（CPP）的程度。特别是，进行了运动的肥胖大鼠（OPE 组）对适口性食物的偏爱度显著低于未运动的肥胖大鼠（OPC 组）。这再次强调了有氧运动对改善肥胖大鼠行为习惯的重要性。简而言之，有氧运动不仅有助于减少体重，还能减少对食物的过度依赖。

（五）伏隔核 CP-AMPARs 对大鼠进食行为具有调节作用

本研究探讨了注射一种特定药物（CP-AMPARs 拮抗剂 NASPM）对大鼠行为的影响，特别是在运动和肥胖程度方面的作用。首先，研究人员观察到在给大鼠注射了 NASPM 后，它们在获取食物的几种测试（FR1、FR3、FR5 和 PR）以及 breakpoint 值（反映大鼠获取食物的最大努力）方面的表现发生了显著的变化。这意味着药物对大鼠获取食物的行为有了明显的影响。值得注意的是，运动和肥胖程度之间并没有显著的交互作用，表明药物的影响与这两个因素无关。具体来说，未运动的肥胖大鼠（OPC 组）在上述测试中的表现显著高于未运动的正常体重大鼠（ORC 组）。而进行了运动的肥胖大鼠（OPE 组）在 FR1 和 FR5 测试中的表现显著低于未运动的肥胖大鼠（OPC 组）。此外，研究人员还对比了注射 NASPM 前后大鼠在这些测试中的表现变化。结果显示，运动和肥胖程度之间同样没有交互作用。相比之下，未运动的肥胖大鼠（OPC 组）在 FR1 和 PR 测试中的下降比例显著低于未运动的正常体重大鼠（ORC 组）。而进行了运动的肥胖大鼠（OPE 组）在 FR1、FR3、PR 测试和 breakpoint 值的下降比例均显著高于未运动的肥胖大鼠（OPC 组）。在适口性食物诱导的条件位置偏爱（CPP）测试中，注射 NASPM 后，大鼠的偏爱度也显著改变。未运动的肥胖大鼠（OPC 组）的偏爱度显著高于未运动的正常体重大鼠（ORC 组），而进行了运动的肥胖大鼠（OPE 组）的偏爱度显著低于未运动的肥胖大鼠（OPC 组）。这提示 NASPM

这种药物对于改变因肥胖而影响食物获取行为的大鼠有显著影响，尤其是在进行有氧运动的肥胖大鼠中这种影响更为显著。这项研究对于理解伏隔核CP-AMPARs 如何影响肥胖和运动相关的行为提供了重要见解。

（六）有氧运动可改变腹侧纹状体及伏隔核 GluA1 与 GluA2 蛋白表达

该研究使用 Western blotting 检查大鼠大脑中两种特定蛋白质（GluA1和 GluA2）的表达情况。这两种蛋白质对大鼠的大脑功能特别重要。研究人员想看看运动和肥胖程度如何影响这些蛋白质的表达。首先，发现运动和肥胖程度对这些蛋白质表达的影响之间没有显著的相互作用。这意味着运动对这些蛋白质的影响并不取决于大鼠是否肥胖。具体来说，未运动的肥胖大鼠（OPC 组）的 GluA1 蛋白表达量显著高于未运动的正常体重大鼠（ORC 组），而 GluA2 的表达量则较低。这两种蛋白质的表达比例（GluA1：GluA2）在 OPC 组也显著高于 ORC 组。此外，进行了运动的大鼠（ORE 组和 OPE组）与未运动的大鼠（ORC 组和 OPC 组）相比，在这些蛋白质的表达上也有显著的差异。进行了运动的肥胖大鼠（OPE 组）的 GluA1 蛋白表达量降低，而 GluA2 的表达量增加，导致它们的表达比例降低。采用免疫荧光实验观察大鼠大脑中一个特定区域（伏隔核核部）的这些蛋白质分布情况。结果发现，未运动的肥胖大鼠（OPC 组）伏隔核核部的 GluA1、GluA2 及其共表达的阳性细胞数量显著高于未运动的正常体重大鼠（ORC 组），进行了运动的肥胖大鼠（OPE 组）的这些细胞数量及 GluA1 与 GluA2 膜表面细胞比值则显著降低，表明运动和肥胖程度对大鼠大脑中关键蛋白质的表达有显著影响，这可能对人们理解运动如何影响肥胖大鼠的大脑功能提供了重要线索。

（七）有氧运动改变了肥胖易感大鼠伏隔核神经元放电

在当前的研究中，研究人员观察了大鼠的伏隔核神经元活动，并成功地筛选出了 41 个中等棘状神经元（MSNs），这些是伏隔核中的一种特殊神经元。这些神经元的放电（活动）相对规律，平均放电频率约为 1.58 赫兹，这是相对较慢的节奏，因为它们的基线放电率低于 5 赫兹。通过分析神经元放电之间的间隔时间（interspike interval, ISI）和自相关图，研究人员能够区分 MSNs。这些分析帮助研究人员识别出神经元放电波形的持续时间、对称性和频率变化等特征。进一步的研究还揭示了不同类型大鼠的 MSNs 活动差异。例如，与 ORC 组（对照组）大鼠相比，OPC 组（实验组一）大鼠的这些神经元放电速率显著增加，而 ORE 组（实验组二）大鼠的放电速率则显著降低。同样，OPE 组（实验组三）大鼠与 OPC 组大鼠相比，其放电速率也表现出显著的下降。

此外，研究人员还研究了大鼠伏隔核中的局部场电位（LFPs）的功率谱密度，这是大脑电活动的一种测量方式。特别关注了 θ 波频段（4～8 赫兹），这是与认知和记忆功能密切相关的脑波频段。结果发现不同组大鼠在这一频段的功率谱密度表现出显著差异。例如，OPC 组大鼠的 θ 波功率谱密度显著高于 ORC 组大鼠，而 ORE 组大鼠则相对较低。研究人员还比较了大鼠的 MSNs 放电（Spike）和 LFPs 之间的相干性，特别是在 θ 波频段。与 ORC 组大鼠相比，OPC 组大鼠的 Spike-LFPs 相干性显著增加，而 OPE 组大鼠则显著降低。这不仅增进了人们对伏隔核神经元活动的理解，而且为探索大脑如何处理情绪和行为提供了新的视角。

六、讨论及启示

想象一下，即使你已经吃饱了，看到美味或者闻到香喷喷的食物味道，你还是忍不住想再吃一点。这种现象在那些容易长胖的人身上表现得尤为明显。他们看到或想到美味时，大脑中负责控制食欲的部分会更加活跃，这就使得他们更容易因为这些食物的提示而开始进食。为什么会这样呢？关键在于人们的大脑如何处理所谓的"食物奖励"。当吃到美味时，大脑会给人们一种奖励感，这种感觉很愉快，所以人们就想再次体验它。但对于那些容易长胖的人来说，这种奖励感可能与正常情况有所不同，这就导致他们更容易过度进食。这里有个好消息：有氧运动，如快走、跑步或骑自行车，可以帮助调节这种对食物的过度反应。运动不仅有助于控制体重，还可以调整大脑对食物奖励的反应，从而帮助人们改善饮食习惯。虽然还不完全清楚运动是如何具体影响大脑的，但它对于预防和治疗肥胖是有益的。

（一）有氧运动对肥胖易感大鼠进食行为的调节作用

如果你和你的朋友都吃相同的高脂肪食物，但有些人体重增加很快，而另一些人的体重几乎没有变化。这就像在一些啮齿动物身上观察到的情况。当这些动物吃了几周的高脂肪食物后，一些动物迅速变胖，而其他动物的体重却几乎没变，甚至有的比吃普通食物的动物还要轻。在当前的研究中，研究人员用这种现象来区分两种类型的大鼠：容易变胖的（OP）和不容易变胖的（OR）。这其实和人类中的肥胖现象很相似，不是每个人吃了高脂肪食物都会变胖。然后，研究人员做了一些测试来看这些大鼠对食物的兴趣有多强烈，以及它们对食物的奖励感受如何。结果发现，容易变胖的大鼠对美味更感兴趣，也需要吃更多这样的食物才能感到满足。这种现象可能是因为高脂肪饮食改变了它们大脑中的某些信号传递方式。这些大脑信号的变化，类似于人类在药物成瘾时大脑中的变化。这意味着，容易变胖的大鼠可能因为这种大脑信号的变化，而更容易过度进食。有意思的是，本研究还发现通过做6周的有氧运动，这些容易变胖的大鼠不仅体重增加得更慢，对食物的兴趣也降低了。这表明有氧运动可能通过改变这些大鼠大脑中的信号来帮助它们控制饮食。所以，这项研究不仅帮助人们理解为什么有些动物（和人类）更容易变胖，还显示了运动如何帮助控制饮食行为，这对于理解和治疗肥胖是非常有用的。

（二）有氧运动对肥胖易感大鼠伏隔核 CP-AMPARs 表达与功能的影响

在本研究中，研究人员探索了大脑中一个名为伏隔核的区域，这里的信息传递在很大程度上依赖于一种称为 AMPARs 的蛋白质。伏隔核内的一种特殊类型的 AMPARs，即 CP-AMPARs，对于人们如何对食物和药物产生动机反应非常关键。正常情况下，这些 CP-AMPARs 只有少量存在，但它们对某种重要的信号分子——钙离子——非常敏感，能够在大脑突触（神经元之间的连接点）中起到关键作用。研究发现，在容易变胖的大鼠（OP 大鼠）的伏隔核中，这些 CP-AMPARs 的数量明显高于不容易变胖的大鼠（OR 大鼠）。这意味着，在 OP 大鼠的伏隔核中，CP-AMPARs 被更多地激活，可能导致了它们对食物的强烈渴望和容易增加体重。值得注意的是，本研究还发现进行 6 周的有氧运动能够显著降低 OP 大鼠伏隔核中的 CP-AMPARs 数量。这表明有氧运动不仅能帮助控制体重，还可能通过调整大脑中的这些关键蛋白质来减少对食物的过度渴望。此外，长期的高脂肪饮食似乎会降低食物的奖励效果，导致大鼠需要吃更多美味来获得相同的满足感。在大脑中处理奖励的这些 CP-AMPARs 似乎在这个过程中发挥了重要作用，它们通过调整神经元间的活动来改变对食物的渴望。总的来说，该研究揭示了有氧运动如何通过影响大脑中特定蛋白质的活动来减轻容易变胖的大鼠对食物的渴望，为理解和治疗肥胖提供了新的科学依据。

　　首先，想象大脑中有一种特殊的分子开关，叫作 AMPARs。这些开关在人们对食物的喜好和奖励感受中扮演着重要角色。特别地，有一种被称为 CP-AMPARs 的分子开关，在高脂肪饮食下会发生一些改变。目前还不完全清楚高脂肪饮食是如何引起这些变化的，但研究人员知道这些变化可能帮助人们的大脑保持对食物奖励的一种平衡。有趣的是，该研究发现有氧运动，如跑步或游泳，可以对这些分子开关产生影响。在容易变胖的大鼠（OP 大鼠）中，有氧运动似乎可以调节这些分子开关的活动，减少它们对食物的过度反应。这种影响部分是通过改变大脑中钙离子的流动来实现的，而钙离子在神经信号传递中起着重要作用。此外，已有的研究发现高脂肪饮食可能会降低大脑中一种叫作 DA 的化学物质的水平，这也可能影响到这些分子开关的工作。而有氧运动不仅可以帮助恢复 DA 水平，还能改善大鼠对高脂食物的偏好。总之，本研究提示，有氧运动可以通过影响大脑中的这些分子开关来帮助控制对食物的渴望，为理解和治疗肥胖提供了新的见解。这些发现强调了有氧运动在维持健康饮食和体重控制中的重要性。

（三）有氧运动调节肥胖易感大鼠伏隔核神经元活动

大脑中有一种特殊的神经元叫作 MSNs，它们像是大脑的信息处理中心。MSNs 能够收集并整合来自大脑不同部位的信号，包括来自前额叶皮层、海马和杏仁核的 Glu（一种神经递质）信号，以及来自中脑的 DA 信号。这些信号帮助人们做出决定，驱动人们的动机行为，如寻找食物或者探索新环境。本研究中，研究人员发现容易变胖的大鼠（OP 大鼠）和不容易变胖的大鼠（OR 大鼠）在这些神经信号的处理上存在差异，特别是在处理 DA 信号方面。在 OP 大鼠中，一些特定的神经开关（AMPARs）似乎更活跃，导致它们的神经元更加兴奋。这种增加的兴奋性可能会改变它们大脑的神经网络活动方式。例如，当一种特定的小鼠（ClockΔ19 KO 小鼠）探索新环境时，它们大脑中的 DA 信号增强，导致伏隔核的神经振荡模式发生变化，与中脑边缘系统的活动相一致。这种振荡模式的变化依赖于 Glu 信号，这些信号的变化可能会导致 MSNs 的突触（神经元之间的连接点）重塑。此外，研究人员还注意到，高脂肪饮食可能会影响大脑的 DA 系统和奖励回路，这可能会改变伏隔核的神经网络活动。然而，运动是否能调节这些神经网络活动的改变，目前还没有太多的报道。

大脑就像一个复杂的交响乐团，其中的神经元就像是音乐家，他们需要协同工作才能创造出和谐的音乐。在科学中，有一种方法来测量这种协同工作的程度，称为 Spike-LFPs 相干性。这就像是测量音乐家们演奏的同步性。Spike-LFPs 相干性帮助人们理解神经元是如何通信和协作的，这在研究感知、注意、记忆和运动控制等领域非常重要。例如，在帕金森病的研究中，科学家发现脑中某些部分的神经元协作出现了问题，这就像是乐团中的一些音乐家突然失去了节奏，导致病人的运动控制困难。在本研究中，研究人员专注于一种称为 OP 大鼠的动物模型。这些大鼠的脑部某些区域（比如伏隔核）中的神经元协作发生了变化，特别是在处理奖励信息时。这种变化就像是乐团中的节奏发生了改变，这可能是因为这些大鼠的大脑中某些"开关"（AMPARs）的活动增强了，导致神经元过度兴奋。更有趣的是，研究人员发现进行有氧运动，如跑步或游泳，能够帮助这些大鼠的大脑恢复到更正常的工作状态。这就像是帮助乐团中的音乐家重新找到了和谐的演奏节奏。因此，有氧运动不仅有助于保持体形，还可能帮助调整大脑的工作方式，减少对食物的过度渴望，从而降低肥胖的风险。总之，当前的研究提供了一个新视角，帮助人们理解大脑是如何协调处理奖励信息的，以及有氧运动如何在这一过程中起到积极作用的。

第二节　有氧运动通过提高伏隔核胰岛素信号改善肥胖小鼠食物奖励

想象你的大脑有一个奖励系统，就像是一个内置的奖励中心。当你吃富含脂肪的食物时，这个奖励中心会被激活，因为脂肪比糖和蛋白质更能引发强烈的满足感。有研究表明，在食物中，脂肪的含量是导致小鼠变胖的主要因素。然而，如果长期吃高脂肪食物，你的大脑奖励系统可能会变得不那么敏感。这意味着你需要吃更多的食物才能获得同样的满足感，从而可能导致过度进食，进一步增加肥胖的风险。大脑中有一个区域叫作中脑腹侧被盖区，它是奖励环路的核心部分。当你吃东西或者想到食物时，这个区域会变得非常活跃，释放 DA，从而增强你的进食动机。有趣的是，DA 神经元上有胰岛素受体，胰岛素是一种在进食时被释放的激素，可以穿过血脑屏障，影响这些 DA 神经元的活动。运动被认为可以显著改善与肥胖相关的胰岛素抵抗，即胰岛素对身体的效果减弱的问题。近年来，科学家开始研究运动是否可以通过改变大脑奖励系统来调控进食行为和能量摄入，从而帮助防治肥胖。一些研究显示，适度运动不仅能够提高肥胖小鼠的胰岛素敏感度，还能调节它们大脑中的 DA 水平，减少对高脂食物的偏好。本研究的目标是通过观察适度跑台运动对肥胖小鼠大脑中胰岛素信号、DA 水平及进食行为的影响，来探索运动如何通过调节进食行为来帮助防治肥胖的神经生物学机制。简而言之，研究旨在理解运动如何帮助调节大脑的奖励系统，从而减少过度进食和肥胖的风险。

一、实验动物及其分组

为了解运动如何影响小鼠的体重和健康。在这项实验中，研究人员选取了 60 只健康的雄性 C57BL/6 小鼠，这些小鼠都是 6 周大，体重大约在 15.35 克。这些小鼠被分成不同的组，以不同的方式饲养和训练。首先，小鼠被分成两大组：一组是普通饲养组（称为"普通饮食组"，简称 RG），另一组是高脂饲养组（称为"高脂饮食组"，简称 HG）。在 12 周的时间里，普通饮食组的小鼠吃普通的饲料，而高脂饮食组的小鼠则吃特制的高脂肪饲料。12 周后，研究人员对高脂饮食组进行了进一步的分类。那些体重超过普通饮食组平均体重 20% 的小鼠被认为是"肥胖小鼠"，并被分为两个小组：一组继续保持原来的生活方式（称为"肥胖组"，简称 OG），另一组则开始进行跑台运动（称为"肥胖运动组"，简称 OEG）。同时，普通饮食组也被分为两个小组：一个继续保持原来的生活方式（称为"对照组"，简称 CG），另一个开始进行跑台运动（称为"运动对照组"，简称 CEG）。这项实验旨在研究运动对小鼠体重和健康的影响，特别是对于那些吃了高脂肪饲料的小鼠。通过比较这些小鼠在不同饮食和运动条件下的变化，研究人员希望能更好地理解运动对防治肥胖的潜在效果。

二、食物偏爱测试

食物偏爱测试在运动干预的最后 1 周进行，就像是在一场训练赛季的最后进行总结性的比赛一样。在这个测试中，小鼠面临一个美味的挑战：可以选择 15% 的蔗糖溶液和含 5% 脂肪的牛奶，当然，普通饲料也是可供选择的。想象一下小鼠在这三种不同食物之间做出选择的场景，这就像是它们在甜味、奶味和普通食物之间做出选择。研究人员在一周内进行了 3 次这样的测试，每次测试之间间隔 48 小时。他们精心记录了小鼠在 24 小时内对这些食物的消耗量，就像是一个精密的计分板，不仅记录了每种食物的摄入量，还计算了从这些食物中获得的能量。通过这些测试，研究人员希望了解小鼠在不同运动条件下的食物偏好是否会发生改变。这不仅是对小鼠味蕾的一次考验，也是对它们选择和健康习惯的一次探索。这项实验的结果将帮人们更好地理解运动如何影响人们对食物的偏好，以及这对人们的饮食习惯和健康有何影响。

三、有氧运动干预方案

在该研究中，研究人员把小鼠变成了迷你运动员，它们参加的是一场特别的跑步训练。这项训练使用的是专为小鼠设计的电动跑台，就像是为小运动员定制的迷你跑步机一样。在这个跑步机上，小鼠没有要爬升的坡度，所以它们就像是在平地上奔跑。这个训练有一个特定的模式：开始的 5 分钟，跑步机的速度设置为 5 米 / 分钟，然后接下来 25 分钟速度提升到 10 米 / 分钟，最后的 10 分钟则是 13 米 / 分钟的速度。这样的运动强度大概相当于小鼠的 58% ～ 75% 的最大氧气摄取量，这对小鼠来说是相当有效的锻炼强度。每次训练持续 40 分钟，每天训练一次，周一到周五进行，周末是休息时间。这个运动计划持续 8 周。正式训练开始前，所有小鼠都进行 2 ～ 3 次适应性训练，确保它们能够适应跑步机上的运动。通过这样的运动干预，研究人员希望能够了解定期运动如何影响小鼠的健康和行为。这项实验的结果将帮助人们理解运动对动物健康的影响，也许还能为人类的健康提供有价值的信息。

四、样品采集及检测过程

研究人员要为小鼠进行健康检查，其中包括检查它们的血糖和胰岛素水平，类似于人类进行的健康检查。首先，研究人员使用血糖仪来检测小鼠的血糖水平，这就像是家用血糖仪测量血糖一样。然后，使用一种叫作 ELISA 的特殊方法来测定小鼠的胰岛素水平。通过计算一个特殊的公式，可以评估小鼠是否有胰岛素抵抗，这是 2 型糖尿病的一个重要标志。在实验的最后一周，研究人员进行了一项胰岛素耐受测试，这有点像是给小鼠进行一个健康挑战。小鼠被禁食 4 小时，然后注射胰岛素，并在接下来的几个不同时间点检查它们的血糖水平。此外，研究人员还测量了小鼠的内脏脂肪含量，这是了解小鼠是否过度肥胖的一个重要指标。他们称重并计算了小鼠体内四个不同部位的脂肪含量。为了研究大脑中特定区域（伏隔核）的神经递质水平，研究人员在小鼠的脑部植入了一个微小的导管。这个过程需要使用精细的设备，类似于小型手术。通过这个导管，他们可以将特殊的液体注入伏隔核，并收集样本以测量 DA 水平。最后，研究人员使用高效液相色谱－电化学技术来分析收集到的样品，并使用统计软件来处理和分析数据。总的来说，这个实验帮助研究人员更好地理解小鼠的生理健康状况，特别是在血糖、胰岛素和大脑神经递质方面的变化。通过这些详细的检测和分析，研究人员希望能够更深入地了解肥胖和糖尿病等疾病的生物学机制。

五、研究发现

（一）有氧运动抑制高脂饮食小鼠体重增长、降低能量效率并改善体成分

本研究中，一部分小鼠（HG 小鼠）被喂食了高脂肪的食物。结果显示，这些小鼠的体重显著增加了，就像是人类在吃了很多快餐和甜点后体重上升一样。接下来，另一组小鼠（OEG 小鼠）参与了一个 8 周的跑步训练计划。这就像是人们参加健身房的锻炼课程。让人兴奋的是，经过这 8 周的跑步运动，这些小鼠的体重比起那些没有参加运动的肥胖小鼠（OG 小鼠）显著下降了。在最初的 12 周里，高脂肪饮食的小鼠（HG 小鼠）比起普通饮食的小鼠（RG 小鼠）更有效地利用了食物中的能量。但是在随后的 8 周，参与运动的肥胖小鼠（OEG 小鼠）的能量效率显著下降，这意味着它们不像之前那样有效地将食物转化为体重增加了。此外，比起一直保持普通饮食即正常饮食的小鼠（CG 小鼠），没有参加运动的肥胖小鼠（OG 小鼠）内脏脂肪率显著增加，这就像是人们在长期高脂肪饮食后腹部脂肪增加一样。而让人振奋的是，参与运动的肥胖小鼠（OEG 小鼠）的内脏脂肪率显著下降。这提示有氧运动不仅能够帮助小鼠降低体重，还能改善它们的体成分，如减少内脏脂肪。这项研究为人们提供了有关运动对健康的积极影响的重要线索。

（二）有氧运动可提高肥胖小鼠蔗糖偏爱，降低脂肪偏爱，并降低进食冲动

通过让小鼠进行一项特别的"食物偏好"测试，研究人员想知道，小鼠更喜欢甜味的蔗糖溶液和牛奶，还是高脂肪的食物。这就像是给小鼠提供了一个迷你自助餐，让它们自由选择喜欢的食物。在这项测试中，一组小鼠（OG 小鼠）经过了 12 周的高脂肪饮食。与正常饮食的小鼠（CG 小鼠）相比，这些 OG 小鼠对蔗糖溶液和牛奶的喜爱显著降低，而对高脂肪食物的喜爱明显增加。这就好比有些人在长期吃高脂食物后，更偏爱油腻食物，而对甜食的兴趣减少。接下来，有一部分小鼠（OEG 小鼠）开始了一个为期 8 周的跑步训练。让人惊喜的是，这些参与运动的小鼠在运动后对蔗糖溶液和牛奶的喜爱显著增加，而对高脂肪食物的偏爱则显著减少。这就像是人们在经常运动后，开始偏爱更健康的食物，而减少高热量食物的摄入。此外，研究人员还观察到，肥胖的小鼠（OG 小鼠）在饥饿 24 小时后对食物的摄取比例在最初 3 小时内显著高于正常饮食的小鼠，这表明它们有更强的进食冲动。而运动干预后，这种冲动在 OEG 小鼠中明显降低。总的来说，这项研究表明有氧运动不仅能够改变肥胖小鼠对不同食物的偏好，减少对高脂肪食物的喜爱，还能减少它们的进食冲动。这对于人们理解如何通过运动和饮食调整来控制体重和改善健康状况提供了有价值的信息。

（三）有氧运动可改善肥胖小鼠胰岛素抵抗

研究人员通过测试小鼠的血糖反应反映其健康状态，尤其是在注射胰岛素后的变化。胰岛素是一种重要的激素，它帮助调节血糖水平。在这个实验中，一组肥胖的小鼠（OG 小鼠）在接受胰岛素注射后的 10 分钟和 30 分钟时，血糖水平都显著高于正常饮食的小鼠（CG 小鼠）。这表明肥胖可能导致小鼠对胰岛素的反应不够灵敏。然而，有一件好消息。当 OG 小鼠中的一部分参与了 8 周的有氧运动后（OEG 小鼠），它们在接受胰岛素注射后的血糖水平显著降低。这说明有氧运动有助于改善肥胖小鼠的胰岛素敏感性。此外，研究人员还计算了一个叫作血糖 AUC（area under curve，曲线下面积）的指标，这可以帮助了解小鼠在一段时间内血糖水平的总体情况。结果显示，肥胖小鼠的血糖 AUC 明显高于正常饮食的小鼠，而参与运动的肥胖小鼠（OEG 小鼠）的血糖 AUC 则显著降低。最后，研究人员使用一个特殊的公式（称为 HOMA-IR）来评估小鼠的胰岛素抵抗程度。肥胖小鼠的 HOMA-IR 显著高于正常饮食的小鼠，表明它们可能有更高的胰岛素抵抗风险。但是，对于那些参加了有氧运动的肥胖小鼠，他们的 HOMA-IR 显著下降。这些结果表明，有氧运动不仅能帮助肥胖小鼠降低体重，还能显著改善它们的胰岛素敏感性，这对于防治糖尿病和其他相关健康问题非常重要。

（四）有氧运动可有效提高肥胖小鼠伏隔核 DA 水平

大脑中的伏隔核在人们感受快乐和奖励时起着关键作用。伏隔核中的一种重要化学物质叫 DA，它就像是大脑中的快乐信使。在一项有趣的实验中，研究人员观察了肥胖小鼠（OG 小鼠）和进行了有氧运动的肥胖小鼠（OEG 小鼠）的伏隔核中的 DA 水平。他们发现，在正常条件下，肥胖小鼠的伏隔核 DA 水平比正常饮食的小鼠（CG 小鼠）低得多。但是，那些参与了有氧运动的肥胖小鼠的伏隔核 DA 水平显著高于未运动的肥胖小鼠。接下来，实验中的小鼠被给予含 5% 脂肪的牛奶，这是一种美味。正常饮食的小鼠和参与运动的小鼠在享受这种美味后，伏隔核 DA 水平都显著增加了，这意味着它们感受到了更多的快乐和奖励。但是，未参与运动的肥胖小鼠在吃了这些美味后，它们的伏隔核 DA 水平并没有显著变化。通过计算这些小鼠伏隔核 DA 水平的 AUC，研究人员发现，进行有氧运动的肥胖小鼠的 DA 水平 AUC 显著高于未运动的肥胖小鼠。这表明有氧运动不仅能提高肥胖小鼠的伏隔核 DA 水平，还能增强它们对美味的快乐反应。总之，这项研究揭示了有氧运动如何通过提高伏隔核中的 DA 水平来提升肥胖小鼠的快乐感和对食物的反应。这对于人们理解如何通过运动来提高身体和大脑健康具有重要意义。

（五）有氧运动可有效提高肥胖小鼠摄食过程中伏隔核胰岛素诱导的 DA 水平变化

为了研究大脑如何对美味做出反应，特别是在肥胖和经常锻炼的小鼠中的情况。在这个实验中，小鼠被给予含 5% 脂肪的牛奶，并且小鼠伏隔核被注射了胰岛素。胰岛素是一种激素，通常与调节血糖水平有关，但在这项研究中，研究人员发现它也能影响大脑中的 DA 释放。结果表明，所有小鼠的伏隔核 DA 水平在摄取牛奶的同时都显著提高了，这意味着它们感受到了食物带来的奖励。然而，有一点非常有趣。与正常饮食的小鼠（CG 小鼠）相比，肥胖小鼠（OG 小鼠）的伏隔核 DA 变化率显著下降，这可能意味着肥胖小鼠在吃东西时，它们的大脑没有像正常小鼠那样强烈地感受到食物的奖励。值得庆幸的是，当肥胖小鼠参与了有氧运动后（OEG 小鼠），它们的伏隔核 DA 变化率明显增加。这表明有氧运动可能有助于提高肥胖小鼠对食物的奖励感，使它们在吃东西时感到更多的快乐。总的来说，这项研究揭示了胰岛素和大脑如何在小鼠吃东西时一起工作来产生奖励感，以及有氧运动如何帮助改善肥胖小鼠的这一反应。这为人们提供了有关如何通过运动和饮食来改善人们的健康和幸福的宝贵信息。

（六）有氧运动可促进肥胖小鼠伏隔核胰岛素 INSR/Akt/GSK3 信号途径

在这项研究中，科研人员比较了正常饮食的小鼠（CG 小鼠）和肥胖的小鼠（OG 小鼠）的伏隔核。他们发现，肥胖小鼠的伏隔核中某些关键蛋白质的表达量明显下降。这些蛋白质包括胰岛素受体、Akt 磷酸化蛋白和 GSK-3β 磷酸化蛋白，它们在调节胰岛素信号中扮演着重要角色。胰岛素是一种关键激素，它帮助我们的身体调节血糖水平。这些蛋白质的减少意味着肥胖小鼠的大脑对胰岛素的反应减弱了。但是，当这些肥胖小鼠进行了一系列的有氧运动（OEG 小鼠）后，情况发生了变化。运动后，肥胖小鼠伏隔核中这些关键蛋白质的表达量显著增加。这表明有氧运动可以增强这些肥胖小鼠大脑中的胰岛素信号传递，这对于控制体重和改善整体健康非常重要。这些研究结果揭示了肥胖如何影响大脑中的胰岛素信号，并展示了有氧运动如何帮助恢复这一信号的正常功能。这对于人们理解如何通过运动来改善健康具有重要意义。

六、讨论及启示

大脑里的伏隔核有一种叫 DA 的化学物质，它就像是大脑中的快乐信使。当你吃到美味或者接收到与食物相关的信息时，大脑中另一个区域——中脑腹侧被盖区——会向伏隔核发送 DA。这个过程激发了你的觅食动机，让你感受到食物带来的奖励。但这还不是全部。当你吃东西时，你的血糖水平会上升，同时体内的胰岛素也会增加。胰岛素是一种激素，它可以穿过血脑屏障，进入大脑并发挥作用。在大脑中，胰岛素像是一个告诉你"已经吃饱了"的信号，它激活了下丘脑的一些神经元，帮助抑制进食。然而，长期高脂肪饮食可能会导致体重迅速增加，引发肥胖，并且可能导致胰岛素抵抗。这意味着胰岛素对大脑中的 DA 神经传递的调节作用可能会发生改变，从而引发进食行为异常。越来越多的研究表明，肥胖可能与 DA 系统功能障碍，以及由此导致的过度摄取高能量食物有关。规律运动对健康有益，但是关于运动如何通过神经生物学机制来预防和治疗肥胖，科学家还在研究中。简而言之，了解这些神经生物学过程有助于人们更好地理解肥胖的原因，以及如何通过运动来改善健康状况。

想象一下，小鼠参加了一场特殊的健身计划，就像人类去健身房一样。这个健身计划使用的是一种被动式的跑台训练，让小鼠可以自由地奔跑，但是没有任何声音、光线或电刺激。这种运动的强度适中，属于有氧运动，持续时间也很适宜。在这项研究中，经过 8 周的跑台运动，肥胖的小鼠不仅体重增长得到了明显抑制，内脏脂肪的含量也降低了。这就像是人们通过定期运动来控制体重并改善体形一样。此外，这项研究还发现，长期高脂饮食可能会让小鼠对蔗糖的偏爱降低，而对脂肪的偏爱和进食冲动增加。这是因为脂肪比糖和蛋白质含有更高的能量密度，并且能够对大脑的奖励系统产生更强烈的刺激。在某些情况下，富含脂肪的美味可能会激发强烈的进食动机，超过身体维持能量平衡的信号。研究人员还进行了一个蔗糖偏爱测试，这是一种常用的方法，用来评估动物对天然奖励物的摄取程度。一般来说，对蔗糖的偏爱降低通常与肥胖相关的食物奖励不足有关。这项研究表明，高脂饮食导致的肥胖可能会减少大脑奖励系统的敏感性，导致食物奖励不足。但是，运动干预可能在一定程度上调节这种对高脂食物的偏好，原因可能与奖励系统敏感性的提高有关。运动能减少对高脂食物的偏好并降低体重，可能是因为运动本身也提供了一种奖励，这种奖励来自运动时大脑中 DA 神经元释放的神经递质。

如果你的饮食中脂肪含量很高，随着时间的推移，这可能会导致体重增加，并且可能会导致所谓的胰岛素抵抗。胰岛素是一种激素，它帮助人们的身体处理血糖。但是，如果身体对胰岛素不太敏感，那么控制血糖水平就会变得困难。在这项研究中，研究人员发现，长期摄入高脂饮食的小鼠（肥胖小鼠）不仅体重增加，而且他们的血液中胰岛素水平显著升高。同时，他们对胰岛素的敏感性降低了。这表明，这些肥胖小鼠的身体变得更难以有效使用胰岛素。当肥胖小鼠喝牛奶时，它们大脑中的 DA 水平变化减少，这意味着它们对食物的奖励反应减弱了。但当这些小鼠接受胰岛素刺激时，它们的 DA 水平显著增加，尽管增加的幅度不及正常饮食的小鼠。有趣的是，进行运动干预的肥胖小鼠在喝牛奶和接受胰岛素刺激后，它们的 DA 水平显著提高。这表明运动可以帮助提高肥胖小鼠对食物的奖励反应。研究人员还发现，胰岛素进入大脑后，通过激活某些神经元，能促进 DA 的释放，并提高食物的奖励效应。简而言之，这项研究帮助人们更好地理解了肥胖如何影响大脑中的奖励系统，以及运动如何帮助改善这种情况。

伏隔核区域有一些特别的分子和蛋白质，它们帮助大脑处理来自身体的信号。这项研究发现，长期吃高脂肪食物的小鼠（肥胖小鼠）在伏隔核中的某些蛋白质活性降低了。这些蛋白质的减少意味着肥胖小鼠的大脑对胰岛素的反应减弱了。另外一项研究也发现，高脂肪饮食不仅会影响大脑中的这些蛋白质，还会影响 DA 的代谢。幸运的是，运动可以帮助改善这种情况。这项研究发现，运动不仅能有效改善肥胖小鼠的胰岛素抵抗和敏感度，还能提高伏隔核中这些关键蛋白质的活性。这表明，通过运动肥胖小鼠的大脑可能更好地处理胰岛素信号，从而减少对高脂食物的摄取，增加对食物的奖励感。

在这项研究中，科研人员发现有氧运动可以帮助肥胖小鼠的大脑更好地使用胰岛素。有氧运动通过一种特定的生物化学路径来增加伏隔核中 DA 的释放。这就像是在大脑中打开了一个开关，使伏隔核重新活跃起来。这个过程非常重要，因为它帮助肥胖小鼠减少对高脂饮食的偏爱，并降低了它们将食物转化为体内能量的效率。换句话说，运动帮助这些小鼠更好地控制体重，并且使它们对健康食物更感兴趣。所以，这项研究表明，有氧运动可能是通过提高大脑中伏隔核对胰岛素信号的响应来帮助预防和治疗肥胖的一个重要方式。简而言之，运动不仅有益于身体健康，还有助于提高大脑的奖励系统功能，使人们对健康的选择更感到满足。

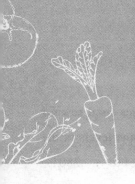

参考文献

[1] 魏龙威，牛亚凯，王振民，等.有氧运动改善肥胖易感大鼠食物奖赏：伏隔核 CP-AMPARs 介导的调控机制研究 [J]. 体育科学，2022，42（3）：48-61.

[2] 王海军，牛亚凯，陈巍.内源性大麻素系统在运动促进脑健康中的研究进展 [J]. 生命科学，2021，33（9）：1096-1103.

[3] 魏龙威，王振民，陈巍.运动在肥胖相关谷氨酸受体突触可塑性变化中的潜在作用 [J]. 生命科学，2020，32（10）：1116-1123.

[4] 曹姗姗，魏龙威，侯莉娟，等.中脑 – 纹状体多巴胺可塑性：肥胖相关体力活动不足的重要机制 [J]. 生理科学进展，2020，51（3）：198-202.

[5] 李娟，王海军，陈巍.运动改善大脑奖赏功能防治儿童青少年肥胖的研究进展 [J]. 中国儿童保健杂志，2021，29（2）：165-168.

[6] 陈巍，李娟，牛亚凯，等.有氧运动通过中脑 – 纹状体多巴胺可塑性调节高脂饮食肥胖小鼠体重变化 [J]. 体育科学，2018，38（12）：53-61.

[7] 李娟，唐东辉，陈巍.有氧运动结合抗阻训练对男性肥胖青少年心血管功能的改善及可能机制 [J]. 体育科学，2013，33（8）：37-42.

[8] 陈巍，李娟，陈庆合.运动促进骨骼肌功能康复改善代谢综合征的研究进展 [J]. 中国康复医学杂志，2012，27（6）：577-582.

[9] 李娟，沈飞，陈巍.Adipokine 在肥胖症及胰岛素抵抗中的作用（综述）[J]. 河北科技师范学院学报，2011，25（2）：75-80.

[10] 陈巍，李娟，陈庆合，等.抗阻训练中运动肌血流限制对肥胖者体成分及胰岛素敏感度的影响 [J]. 中国运动医学杂志，2010，29（6）：646-649.

[11] 陈巍，李娟，何玉秀．腹侧被盖区多巴胺神经元可塑性：运动防治肥胖的重要途径 [J]．中国运动医学杂志，2018，37（7）：624-629.

[12] CHEN W，LI J，LIU J，et al. Aerobic exercise improves food reward systems in obese rats via insulin signaling regulation of dopamine levels in the nucleus accumbens [J]. ACS chem neuroscience，2019，10（6）：2801-2808.

[13] GORRELL S，SHOTT M E，FRANK G K W. Associations between aerobic exercise and dopamine-related reward-processing: informing a model of human exercise engagement [J]. Biological psychology，2022，171：108350.

[14] KILLGORE W D，KIPMAN M，SCHWAB Z J，et al. Physical exercise and brain responses to images of high-calorie food [J]. Neuroreport，2013，24（17）：962-967.

[15] VOSS P，THOMAS M E，CISNEROS-FRANCO J M，et al. Dynamic brains and the changing rules of neuroplasticity: implications for learning and recovery [J]. Frontiers in psychology，2017，8：1657.

[16] GIANDOLINI M，VERNILLO G，SAMOZINO P，et al. Fatigue associated with prolonged graded running [J]. European journal of applied physicology，2016，116（10）：1859-1873.

[17] TAHMASSEBI J F，BANIHANI A. Impact of soft drinks to health and economy: a critical review [J]. European archives of paediatric dentistry. official journal of the European Academy of Paediatric Dentistry，2019，21（1）：109-117.

[18] MAZZEO S E，BULIK C M. Environmental and genetic risk factors for eating disorders: what the clinician needs to know [J]. Child and adolescent psychiatric clinics of North America，2008，18（1）：67-82.

[19] REYNOLDS L M，FLORES C. Mesocorticolimbic dopamine pathways across adolescence: diversity in development [J]. Frontiers in neural circuits，2021，15：735625.

[20] CHAPUT J P，WILLUMSEN J，BULL F，et al. 2020 WHO guidelines on physical activity and sedentary behaviour for children and adolescents aged 5−17 years: summary of the evidence [J]. International journal of behavioral nutrition and physical activity，2020，17（1）：141.

[21] BELCHER B R，ZINK J，AZAD A，et al. The roles of physical activity, exercise, and fitness in promoting resilience during adolescence: effects on mental well−being and brain development [J]. Biological psychiatry: cognitive neuroscience and neuroimaging，2021，6（2）：225−237.

[22] NAVEED S，LAKKA T，HAAPALA E A. An oerview on the associations between health behaviors and brain health in children and adolescents with special reference to diet quality [J]. International journal of environmental research and public health，2020，17（3）：953.

[23] WISS D A，AVENA N，GOLD M. Food addiction and psychosocial adversity: biological embedding, contextual factors, and public health implications [J]. Nutrients，2020，12（11）：3521.

[24] WANG W，GUAN Y F. High−intensity interval training for aerobic capacity and physical health (review) [J]. Chinese journal of rehabilitation theory and practice，2016，22（1）：13−18.

[25] ZEPPA S D，SISTI D，AMATORI S，et al. High−intensity interval training promotes the shift to a health−supporting dietary pattern in young adults [J]. Nutrients，2020，12（3）：843.

[26] CIFUENTES L，ACOSTA A. Homeostatic regulation of food intake [J]. Clinics and research in hepatology and gastroenterology，2021，46（2）：101794.